LA MEJOR DIETA DETOX
con
BATIDOS VERDES
Y JUGOS VERDES

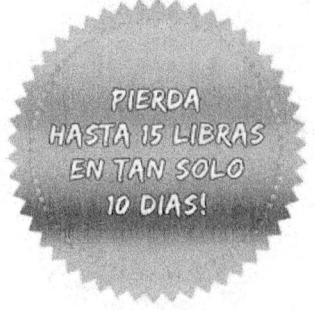

PIERDA
HASTA 15 LIBRAS
EN TAN SOLO
10 DIAS!

RECETAS PARA DESINTOXICAR
RECETAS PARA ADELGAZAR
Y PARA QUEMAR GRASA CORPORAL

Tabla de Contenidos

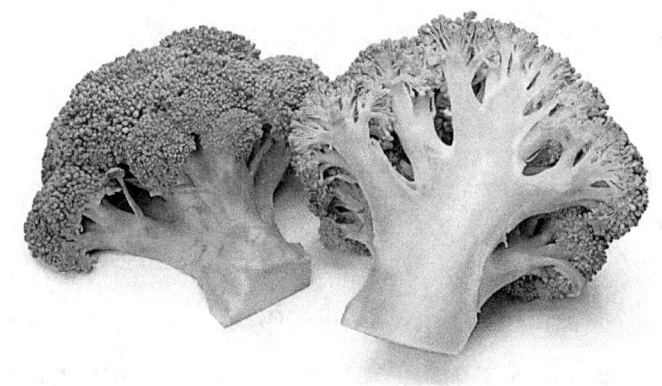

¿Por qué Necesitamos Desintoxicar Nuestro Cuerpo?

El exceso de comida de origen altamente industrializado y altamente procesada nos ha transformado en seres humanos enfermos y predispuestos a una serie de enfermedades como el cáncer y predispuestos a la obesidad. En nuestra alimentación cotidiana abundan las comidas con altísima manipulación industrial y llenas de químicos que difícilmente podemos pronunciar y que vuelven nuestro metabolismo lento. Harinas blancas altamente procesadas, grasas transgénicas saturadas e hidrogenadas, aditivos químicos como edulcorantes artificiales, colorantes químicos industriales y azúcares altamente refinados, preservativos artificiales y la sal han hecho de nuestra alimentación una receta perfecta para enfermar nuestro cuerpo y para volvernos obesos. Al ser altamente procesados se pierden nutrientes y se remueven importantes componentes como la fibra dietética y simplemente la consecuencia es que engordamos y nos enfermamos.

La fatiga excesiva, el dolor en las articulaciones, la sensación de llenura constante, el dolor muscular, los dolores de cabeza frecuentes, las alergias, el acné, el síndrome de colon irritable, el reflujo e incluso la artritis y las enfermedades autoinmunes son todos síntomas de un cuerpo abusado e intoxicado por la mala alimentación.

Si se ha sentido con falta de energía, si ha tenido problemas digestivos, si siente cansancio mental excesivo, si tiene problemas para conciliar el sueño, alergias y dolores de cabeza frecuentes o simplemente tiene un problema de sobrepeso y ya no siente esa vitalidad que tanto necesita, quiere decir que su cuerpo necesita depurarse. Los alimentos altamente procesados son en realidad excesivamente adictivos y están llenos de componentes que se van acumulando en nuestro tracto digestivo convirtiéndonos en un depósito de residuos tóxicos que nos van enfermando y que nos predisponen a padecimientos como el cáncer de colon. Lo cierto es que es imposible bajar de peso y sostener un peso saludable si nuestro cuerpo permanece intoxicado por dentro.

La ciencia ha demostrado que el azúcar y la harina blanca son altamente adictivos y que además producen un incremento en los niveles de insulina de quienes consumen estos alimentos tóxicos. Esto causa trastornos en nuestro metabolismo y nos predispone a la gordura y a unos niveles altos de triglicéridos. De hecho un estudio reciente realizado por la Universidad de Columbia Británica ha demostrado que los niveles altos de insulina engordan. El consumo de estos "alimentos" o más bien compuestos de manipulación industrial también producen inflamación que a su vez hace que nuestro sistema acumule grasa corporal. Las calorías que nuestro cuerpo recibe de los azúcares refinados y de las harinas refinadas son calorías vacías sin ningún valor nutricional que no solo nos vuelven adictos sino que también nos enferman y nos vuelven obesos.

Un cuerpo intoxicado es un cuerpo perezoso que está predispuesto a la gordura y a las enfermedades. Necesitamos recuperar nuestra vitalidad natural, necesitamos deshacernos de todo el veneno que la industria de alimentos pretende que sigamos consumiendo. El funcionamiento óptimo del metabolismo se ve comprometido cuando nuestro cuerpo esta intoxicado con todas estas sustancias y es por esta razón que se hace a veces tan difícil y poco sostenible el perder peso con las dietas de moda. Estas dietas se basan en restringir el consumo de calorías por un tiempo para luego regresar a unos hábitos alimenticios que nos seguirán enfermando y con los que volveremos a recuperar el peso perdido. La dieta detox con los batidos verdes no es una dieta de moda, es una dieta sostenible que será la puerta de entrada a una mejor alimentación más saludable a partir de ahora.

Lo cierto amigo y amiga lector es que la industria de los alimentos altamente procesados tiene de su lado a expertos que han sabido manipular los ingredientes y componentes de todas estas comidas altamente tratadas con procesos industriales para volvernos adictos y para llenar sus bolsillos. Es sorprendente pero se ha descubierto que el azúcar es ocho veces más adictiva que la cocaína y es por esta razón que es uno de los ingredientes favoritos de la gran industria de los alimentos altamente manipulados que nos intoxican día a día. Los alimentos altamente procesados han sido diseñados y manipulados para estimular la liberación de dopamina y para volvernos adictos a un tipo de "alimentación vacía" y con pocos nutrientes que nos engorda y nos enferma. Lo que esta liberación de dopamina propicia es que comamos más y más volviéndonos dependientes de estos "alimentos vacíos" y tóxicos. Algunos de los aditivos que la industria de los alimentos altamente procesados utiliza incluyen el jarabe de maíz alto en fructosa, el glutamato monosódico y los endulzantes artificiales.

Estos ingredientes se encuentran en los carbohidratos refinados como los bagels, los waffles, los panes blancos y los pretzels que se convierten en azúcar y luego se acumulan en forma de grasa en nuestro cuerpo. Lo que en realidad hace a estos "alimentos vacíos" permanecer por mucho tiempo almacenados en la alacena sin descomponerse es el gran coctel de aditivos químicos que les agregan para aumentar su duración. Lo cierto es que estos "alimentos" no solo permanecen por mucho tiempo en la alacena, también permanecen adheridos a las paredes del colon en forma de residuos tóxicos cuando los consumimos diariamente causando enfermedades como el cáncer de colon.

Estos "alimentos" han sido en realidad desprovistos de muchos de sus nutrientes y al comerlos podemos sentirnos llenos pero en realidad tan solo estamos llenando nuestro cuerpo de un montón de calorías vacías, de aditivos y químicos que a la larga nos enferman. También es común el uso indiscriminado de fertilizantes, de herbicidas y el cultivo de alimentos transgénicos en la millonaria industria de los alimentos altamente industrializados.

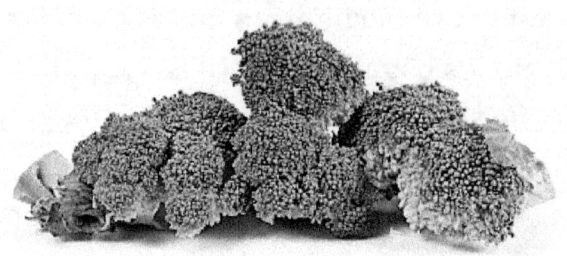

Tenemos que regresar a una dieta más natural, a una alimentación más humana y más saludable para empezar a recuperar nuestra vitalidad, nuestra salud y nuestro peso ideal. Todo esto es posible con la mejor dieta detox de batidos y jugos verdes. Si nunca ha realizado una desintoxicación de su organismo entonces este es el momento de hacerlo y si ya lo ha hecho entonces nada mejor que estas recetas súper saludables para mantener su organismo en óptimas condiciones. En tan solo 10 días apreciará cambios sorprendentes llevando una dieta líquida detox como la que se describe en este libro. Incluso si siente que no necesita una desintoxicación se sorprenderá al saber que su estado normal y como se siente actualmente puede mejorar drásticamente al adoptar esta dieta detox.

Es increíble cómo estamos acostumbrados a tener el máximo cuidado con los objetos costosos que utilizamos cada día para nuestro uso personal como el automóvil al que llevamos regularmente a hacer los cambios de aceite, pero cuando se trata de nuestra salud a veces somos negligentes. Nuestro cuerpo también necesita un "cambio de aceite" con frecuencia y que mejor que limpiarnos por dentro con lo que la naturaleza nos ha dado. Nuestro cuerpo es una maquina perfecta que tiene más valor que cualquier objeto que hayamos comprado y que merece el mejor mantenimiento si queremos tener una vida saludable.

Esta dieta detox es en realidad una puesta a punto y una afinación de nuestro sistema interno que no solo nos ayudará a liberarnos de todas esas toxinas que nos enferman sino también nos hará perder peso rápidamente. Es como resetear nuestro motor interno con una nueva carga de nutrientes que nos ayudarán no solo a sentirnos mucho mejor sino también con mucha más energía y menos estrés. Nuestro cuerpo necesita una pausa periódica y una desintoxicación frecuente para liberarnos de las drogas, de las toxinas, de las comidas altamente procesadas, de la cafeína, del alcohol, del azúcar y del sobrepeso. Nuestro cuerpo es una maquina perfecta y agradecida que cuando recibe el combustible adecuado responde con mayor eficiencia y con mayor vitalidad, así que es hora de empezar!

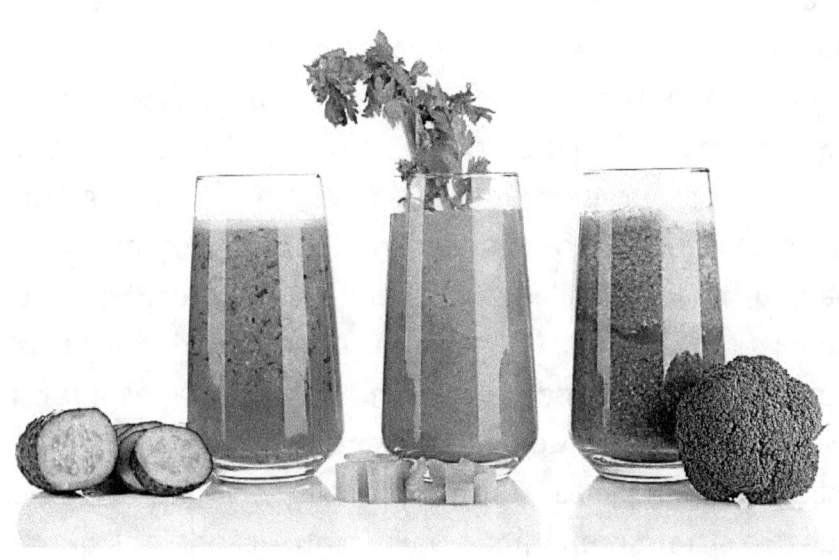

¿Por Que Adoptar Una Dieta Detox con Batidos y Jugos Verdes?

Si siente que su cuerpo necesita desintoxicarse y necesita bajar de peso con una alternativa saludable y además sostenible entonces los batidos y los jugos verdes son la respuesta. Todas estas bebidas súper saludables que se presentan en este libro para su salud están cargadas con nutrientes, anti-oxidantes, amino-ácidos, fitonutrientes, enzimas, minerales y vitaminas esenciales que nuestro cuerpo necesita para desintoxicarse y para sentirse muy bien.

Una de las grandes ventajas de iniciar este tipo de dieta líquida detox es que mejora la absorción de todos estos nutrientes ya que sus ingredientes se pulverizan e ingresan a nuestro sistema de forma líquida haciendo mucho más fácil su digestión y su asimilación. Es como si todos estos ingredientes llenos de poderes para nuestra salud se pre-digirieran para entrar a nuestro organismo para luego ser asimilados y utilizados por nuestro cuerpo que a su vez obtiene los máximos beneficios de todas las bondades naturales de estos componentes. De esta forma estamos garantizando que todas estas enzimas, minerales, nutrientes y anti-oxidantes están ingresando a nuestro sistema reparándolo y desintoxicándolo lo que promueve a su vez una pérdida de peso muy saludable y en muy corto tiempo.

Con esta dieta líquida estará evacuando y eliminando toxinas de su sistema gastrointestinal mientras pierde peso saludablemente y en corto tiempo. A pesar de ser una dieta a la que debemos adaptarnos al comienzo, beber batidos y jugos verdes con frecuencia es una forma sostenible para mantener un cuerpo saludable y en buena forma a largo plazo.

En la alimentación rutinaria de la mayoría de las personas existe un gran déficit del consumo adecuado de nutrientes, de frutas y de verduras. Al no recibir las cantidades adecuadas de estos maravillosos alimentos que nos brinda la naturaleza, se presentan problemas de bajas defensas, problemas de anemia e incluso problemas de coagulación. Sin un consumo adecuado de frutas y de verduras bajan las defensas de nuestro sistema ya que la mayoría de anti-oxidantes que nuestro cuerpo necesita para luchar contra los radicales libres se encuentran en este tipo de alimentos.

Esta condición nos hace propensos a una serie de molestias de salud e incluso predispone nuestro cuerpo a la aparición de enfermedades como el cáncer como hemos visto antes. Al consumir más de estos alimentos nuestro sistema inmune se fortalece al recibir una carga de nutrientes y minerales como el zinc, el magnesio, el selenio y una serie de anti-oxidantes que desintoxican y limpian nuestro organismo. Muchos de los micronutrientes que se encuentran en las verduras y en las frutas son responsables de la fortaleza de nuestro sistema inmune. Ignorar o suprimir el consumo de estos alimentos es atentar contra nuestra salud.

El bajo consumo de verduras y frutas frescas también genera una carencia de fibra dietética en nuestra dieta haciéndonos más propensos a problemas de estreñimiento, problemas de gordura y obesidad. Cuando no consumimos las cantidades adecuadas de estos alimentos se presentan también condiciones como el cansancio excesivo e incluso problemas como deficiencia de vitamina C y el cáncer de colon. Las vitaminas, fitonutrientes y minerales de las frutas y de las verduras son esenciales para mantener los tejidos humanos en buen estado y unos huesos saludables. Estas vitaminas y minerales ayudan a formar los glóbulos rojos y a mantener el sistema nervioso central. Sin una fuente adecuada de anti-oxidantes como la que se encuentra en estos alimentos naturales nuestro cuerpo simplemente se enferma y se queda sin protección contra los radicales libres, moléculas que pueden dañar los tejidos del cuerpo y causar serios problemas de salud.

Al incluir los batidos y los jugos verdes dentro de nuestra dieta nos estamos asegurando de suministrarle a nuestro sistema todos estos nutrientes, anti-oxidantes y vitaminas que tanto necesitamos para un funcionamiento óptimo de nuestro cuerpo y para un control de peso saludable. Con estas bebidas verdes naturales no solo le será fácil bajar de peso rápidamente sino también le será mucho más fácil mantener un peso ideal por mucho tiempo sin recurrir a medicamentos y con excelentes beneficios para su salud.

Estos son los beneficios que su cuerpo recibirá una vez incorpore esta nueva **dieta líquida detox súper saludable** en sus menús diarios:

-   Una pérdida de peso rápida y saludable: este tipo de dieta líquida nos garantiza un suministro adecuado de todos los minerales, vitaminas, enzimas, carbohidratos saludables y de fibra dietética y todos los nutrientes que nuestro cuerpo necesita mientras se limpia nuestro sistema interno de toxinas. Lo digo por experiencia propia, después de adoptar este tipo de dieta líquida he logrado perder el exceso de peso que tanto me molestaba y he logrado desintoxicar mi cuerpo recuperando energía y vitalidad. La dieta con batidos verdes es una alternativa detox a la que siempre podemos recurrir para obtener resultados rápidos y sin atentar contra nuestra salud cuando queremos perder peso en un lapso corto de tiempo.

    Es también una excelente forma de mantener un peso ideal removiendo toxinas de nuestro sistema. Algo sorprendente que esto seguro también empezará a experimentar amigo y amiga lector es que sus deseos por comer comidas poco saludables irán disminuyendo pues al limpiar nuestro sistema interno se produce una especie de rechazo natural por tanta comida altamente procesada y tóxica. De hecho empezará a sentir más y más deseos de alimentar su cuerpo con una nueva dieta más saludable y esto no solo le traerá beneficios estéticos sino excelentes beneficios a su salud.

- Beneficios alcalinos: al ingerir estas recetas de batidos verdes súper saludables estaremos ayudando a nuestro sistema a balancear el pH y a prevenir que nuestro cuerpo se vuelva muy acido. Un cuerpo ácido es un cuerpo que está propenso a la enfermedad y se generan problemas de digestión y una deficiencia de nutrientes. Lo ideal es mantener un pH ligeramente alcalino un poco por encima de 7 para proteger nuestro cuerpo de enfermedades como el cáncer.

Un pH alcalino propicia condiciones poco favorables para que se desarrollen virus y bacterias dentro de nuestro cuerpo. Por el contrario un cuerpo ácido estará propenso a enfermedades y genera condiciones para que se desarrollen males como el cáncer. Los ingredientes que están presentes en estas recetas de zumos y batidos súper saludables están cargados de elementos alcalinizantes como el magnesio, el potasio y el calcio que le proporcionan los nutrientes perfectos a nuestro sistema para mantenerlo alcalino. Lo ideal es eliminar de nuestra dieta los alimentos ácidos como el café, los fritos, el azúcar refinado, las bebidas gaseosas, el alcohol, la harina blanca y la carne roja.

Debemos optar por una alimentación más alcalina que contenga ingredientes como las espinacas, el ajo, el aguacate, el perejil, el té verde, el pepino, la col rizada, la lechuga, el limón y las limas (son frutas acidas peros se vuelven alcalinas en el cuerpo), las bayas de Goji, las almendras crudas y el jengibre entre otros. Estos son precisamente varios de los elementos que encontrará en estas recetas de batidos para desintoxicar, adelgazar y alcalinizar su cuerpo. Si nuestro organismo no se limpia internamente y no se desintoxica estaremos propiciando un ambiente ácido que como hemos visto antes genera las condiciones ideales para la aparición de enfermedades. La dieta detox a partir de los jugos verdes es la dieta ideal para alcanzar un cuerpo más saludable y más alcalino. Nuestro cuerpo además de adelgazar, obtiene beneficios óptimos cuando comemos más alimentos alcalinos como los que se encuentran en todos estos batidos súper saludables.

- Nuestra salud y nuestro aspecto mejoran notablemente. Con una dieta líquida detox a partir de los batidos verdes nuestro cuerpo y nuestra salud se tornan radiantes. Uno de los cambios favorables que empezamos a ver cuándo adoptamos este tipo de dieta detox es un mejoramiento en el aspecto de la piel ya que estaremos recibiendo un sinnúmero de nutrientes en su forma más pura y más digerible. Estos nutrientes al ingresar en forma líquida a nuestro sistema se asimilan y se digieren con gran facilidad proporcionándole a nuestro cuerpo mayor vitalidad y salud.

- Mejora nuestra digestión y alivia nuestro sistema del exceso del consumo de comidas muy procesadas limpiándolo internamente. También mejora la salud del colon ya que nos deshacemos de toxinas y de material toxico atrapado en las paredes intestinales que ha permanecido allí por largo tiempo debido a una mala alimentación y que puede generar problemas como el cáncer de colon. Adoptar una dieta con jugos verdes es darle a nuestro cuerpo una nueva oportunidad para revitalizarnos, para adelgazar y para sentirnos mejor.

- Los batidos verdes nos permiten mantener nuestro cuerpo hidratado con una carga de nutrientes que alimentan nuestros tejidos musculares, nuestro sistema digestivo, nuestro sistema inmune, nuestro cerebro y todos nuestros tejidos mientras mantenemos un ambiente alcalino saludable. Gracias a su gran contenido líquido y a las frutas y verduras que los componen, los batidos verdes son la bebida ideal para mantener nuestro sistema interno bien hidratado y sano.

- Desintoxicación: lo cierto es que nuestro cuerpo necesita desintoxicarse para perder peso. Nuestro cuerpo trata de eliminar toxinas de forma natural pero lamentablemente la sobrecarga de alimentos poco saludables, una vida sedentaria, el estrés, y en general la polución ambiental hacen que le sea difícil a nuestro sistema deshacerse de tantas toxinas. Los jugos y batidos verdes son la receta ideal para facilitar y para promover una eliminación de toxinas saludable de nuestro cuerpo mientras perdemos peso saludablemente. Gracias a los batidos podemos obtener toda la fibra y los anti-oxidantes que nuestro sistema necesita para limpiarse y para adelgazar.

Mucho del sobrepeso que estamos cargando en nuestro cuerpo se encuentra en forma de toxinas adheridas a las paredes del colon que estaremos eliminando con mayor facilidad cuando incluimos estos batidos en nuestra dieta diaria. El gran contenido de agua y fibra de los ingredientes de estas recetas de batidos harán que nuestro sistema digestivo se limpie mientras eliminamos las toxinas atrapadas en nuestro sistema. Al desintoxicarnos nuestro cuerpo también recupera energía y nos sentimos más livianos y activos lo que propicia una pérdida de peso más saludable y más rápido.

- Purificación natural de la sangre. Los vegetales verdes que se utilizan para la preparación de estas recetas de jugos y batidos súper saludables están llenos de clorofila. La clorofila (el pigmento verde de los vegetales cuya estructura es similar a nuestra hemoglobina) activa el metabolismo celular y fortalece nuestro sistema inmune. La clorofila también activa la capacidad renegadora a nivel celular y estimula la formación de glóbulos rojos, depura la sangre y nos ayuda a prevenir enfermedades como el cáncer. Varios estudios realizados por el doctor alemán Richard Willstätter quién fue galardonado con el premio Nobel de Química en 1915 también han descubierto las propiedades terapéuticas de este maravilloso pigmento verde de la naturaleza presente en los vegetales descubriendo su capacidad para sanar heridas debido a su gran poder cicatrizante natural y su capacidad para prevenir y tratar infecciones.

Estudios más recientes realizados por el doctor Birscher (físico especializado en el estudio de los colorantes naturales de las plantas) han descubierto también el poder de la clorofila para mejorar el funcionamiento del corazón, para mejorar la función de los órganos reproductores, de los intestinos, del sistema vascular y de los pulmones. Es tan grande el poder curativo de la clorofila que en la década de 1960 el doctor H.E. Kirschner (autor del libro Nature's Healing Grasses) se refirió a este compuesto de la naturaleza como la "magia verde" debido a sus hallazgos en los que se comprobó el poder sanador de la clorofila que destruye los virus y los gérmenes sin afectar los tejidos humanos. La clorofila es realmente una medicina natural súper efectiva y está presente en estas recetas de batidos desintoxicantes súper saludables.

Estudios recientes realizados por el doctor Richard C. Heimsch de la Universidad de Idaho en Estados Unidos han concluido que el consumo de clorofila puede reducir drásticamente el riesgo de padecer enfermedades como el cáncer de hígado, cáncer de pulmón, cáncer de colon y el cáncer de estómago.

- Los ingredientes presentes en los vegetales verdes que componen estas recetas de batidos detox contribuyen a un mejor flujo sanguíneo y son dilatadores naturales de los vasos sanguíneos. Esto promueve una buena circulación y previenen la formación de coágulos y previenen la inflamación ya que dentro de sus compuestos se encuentra el óxido nítrico que tiene efectos vasodilatadores naturales que también previene la hipertensión arterial.

- Beber estos deliciosos batidos verdes naturales soluciona el problema de deficiencia de vitamina C. Estudios recientes realizados por la Universidad de Arizona en Estados Unidos han demostrado que la deficiencia del consumo de vitamina C se asocia con los problemas de obesidad. Este estudio concluye que un aumento en el consumo de esta importante vitamina estimula la pérdida de peso natural. Los vegetales y frutas frescas que se utilizan para la preparación de estas recetas tienen un alto contenido de vitamina C. También se asocia el consumo de vitamina C con la quema más eficiente de grasa corporal según este estudio. También, según otras investigaciones recientes se ha demostrado que aquellas personas que consumen más vitaminas C pierden un 30% más de grasa corporal que aquellas personas con deficiencia de la misma.

Adicionalmente al obtener niveles más elevados de vitamina C se favorecen los niveles de azúcar en la sangre y mejora el metabolismo haciendo más efectiva la quema de calorías y por ende la pérdida de peso saludable. Estos estudios también concluyeron que los beneficios del consumo de vitamina C se obtienen a partir de la ingesta de verduras y de las frutas en su estado natural y no a partir de la ingesta de suplementos vitamínicos o pastillas. La ingesta indiscriminada de estos suplementos vitamínicos puede generar desequilibrios en nuestro organismo lo que no sucede cuando los consumimos de forma natural como cuando bebemos estos batidos verdes súper saludables.

Como Empezar Con La Dieta Con Los Batidos Verdes y Jugos Verdes

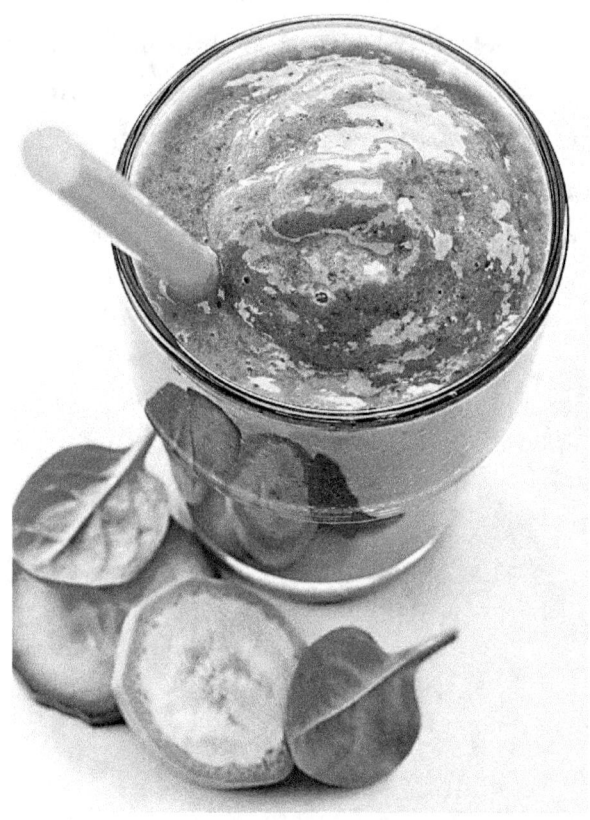

Beber tan solo un batido verde al día hará maravillas por su salud y por su cuerpo que irá recuperando la vitalidad poco a poco. Pero si lo que desea es acelerar el proceso entonces mi recomendación es empezar con una dieta de adaptación unos días antes de iniciar la dieta líquida detox con estos batidos verdes. Lo mejor es empezar eliminando por completo el consumo de alimentos muy procesados como los embutidos, las comidas rápidas, los fritos y en general los alimentos demasiado ácidos como la carne roja. Para preparar el cuerpo debemos empezar a consumir comidas más livianas como ensaladas saludables y sopas saludables que contengan también ingredientes alcalinos como los que hemos visto antes. En realidad no existe una formula exacta sobre cuantos días se debe mantener un ayuno líquido a base de zumos verdes, lo cierto es que esto depende de cada uno y de cómo nos sintamos adaptando nuestro cuerpo poco a poco a una dieta más liquida.

Lo ideal es empezar lentamente adaptando el cuerpo unos días antes como lo hemos visto anteriormente y luego iniciar con 1, 2 o 3 días consecutivos de ayuno líquido para ver resultados más rápidos. En estos días de ayuno líquido nuestro cuerpo se irá desintoxicando e iremos eliminando toxinas mientras perdemos peso de forma saludable. La desintoxicación es esencial para empezar a perder peso ya que las "dietas de moda" tan solo se enfocan en contar calorías y en restringir la alimentación pero no se deshacen de las toxinas que almacena nuestro cuerpo. Para perder peso primero debemos desintoxicar nuestro sistema internamente y esto es precisamente lo que lograremos con esta dieta líquida verde.

Debemos alternar el consumo de las recetas de zumos verdes con contenido de proteína con los jugos verdes desintoxicantes bebiendo por lo menos 10 vasos de jugo al día para no volver lento nuestro metabolismo y para mantener una buena fuente de nutrientes. También debemos mantener nuestro cuerpo hidratado bebiendo agua pura continuamente para ir evacuando más toxinas. Podemos comer algún tipo de tentempié o bocadillo saludable como nueces naturales frescas (sin sal) o una o dos **ensaladas saludables** que contengan proteínas magras y frutas y verduras crudas mientras nuestro cuerpo se adapta mejor. De esta forma esta nueva dieta detox líquida será más llevadera y menos traumática.

Una vez nuestro cuerpo se empieza a limpiar y a desintoxicar también empezamos a reiniciar y a estimular nuestro metabolismo con un sistema interno de depurado que nos predispondrá a alimentarnos mejor en un futuro. Mientras llevamos esta dieta líquida no debemos someter nuestro cuerpo a entrenamientos físicos fuertes pues estaremos comprometiendo nuestra masa muscular lo que puede reducir el ritmo de nuestro metabolismo. La acumulación de grasa corporal y la hinchazón son también síntomas de una acumulación de toxinas en nuestro sistema. Es por esta razón que es esencial incluir en nuestra alimentación una dieta líquida detox para eliminar este sobrepeso tóxico que está dentro de nuestro cuerpo. Al incorporar los batidos verdes también evitamos la retención de líquidos y evacuamos las toxinas adelgazando saludablemente mientras depuramos nuestro sistema interno.

Este método de pérdida de peso y de desintoxicaron es un nuevo inicio que predispondrá nuestro cuerpo a una dieta más saludable. Esta es una gran oportunidad para deshacemos de la comida altamente procesada y para adoptar una nueva alimentación más sana. Es la gran oportunidad de deshacernos de las grasas saturadas e hidrogenadas y de los azúcares refinados para empezar a valorar más lo que la naturaleza nos ha dado, los mejores sabores naturales en forma de zumos verdes. En realidad de lo que se trata es de un cambio de hábitos para sentirnos mejor mientras también perdemos peso rápidamente.

Luego de estos primeros 3 días de ayuno líquido es tiempo de estabilizar nuestro sistema un poco y empezar a ingerir un poco más de alimentos sólidos saludables como un plato de frijoles negros con algunos vegetales. Esto le proveerá a nuestro sistema importante proteína para no volver lento nuestro metabolismo y para no comprometer nuestra masa muscular. También es posible incorporar un poco más de proteína magra como rodajas de pavo (asegúrese que no contenga anti-bióticos o preservativos artificiales - o tofu o lentejas para los veganos) mientras alternamos con las recetas de jugos verdes saludables. Lo importante es que esta sea una dieta llevadera y no someternos a un ayuno sumamente drástico para no abandonar los beneficios de estas recetas de batidos verdes desintoxicantes y adelgazantes.

Es posible preparar algunas recetas de batidos en las mañanas y llevarlas en contenedores portables para beberlas durante el día si así lo necesitamos. Después de unos 5 días de estar consumiendo estos zumos súper saludables empezará a notar cambios tanto en la digestión así como una pérdida de peso importante. Empezarán a reducirse esos deseos por comer alimentos poco saludables con exceso de grasas y azúcares refinados y empezaremos a apreciar más los sabores naturales de los zumos. Lo importante con esta dieta détox es que iremos abandonando hábitos alimenticios que son dañinos para nuestra salud a medida que purificamos nuestro sistema con una buena carga de nutrientes, vitaminas y minerales.

Lo ideal es consumir estos batidos en su estado más fresco cuando están recién preparados pero es posible refrigerarlos para consumirlos en un periodo de 12 horas para que no pierdan sus nutrientes (añadir unas gotas de limón como conservante natural). Es posible añadir algunas frutas como el plátano, la papaya o las peras o también algunas gotas de stevia liquida (o un poco de miel de abejas orgánica) a estas recetas de batidos cuando queremos obtener un sabor un poco más dulce y mientras nuestro paladar se adapta a los sabores naturales. La stevia es un excelente sustituto natural del azúcar y de los edulcorantes artificiales y además contiene cero calorías. La stevia es además un poderoso anti-oxidante incluso más potente que el té verde y es también un diurético suave.

Esta es una dieta que podemos hacer periódicamente cada vez que necesitemos depurar nuestro organismo, adelgazar y expulsar toxinas. Es mejor alejarse de los jugos preparados embotellados de manufactura industrial ya que mucho de su valor nutritivo se pierde en estos procesos industriales y además por lo general contienen montones de azúcar que agregan para endulzarlos. La mejor bebida verde es la que podemos preparar de forma casera en donde nosotros mismos seleccionamos los ingredientes y hacemos el control de calidad sin agregar aditivos o químicos. Adicionalmente preparar estos batidos es una terapia relajante que nos ayuda a eliminar el estrés, seleccionar, palpar y sentir el olor natural de los ingredientes que nos provee la naturaleza es un verdadero placer. La mejor forma de beber estos batidos verdes es en su estado más fresco ya que una vez expuestos al ambiente sus paredes celulares se rompen y empieza el proceso de oxidación.

Un buen consejo es mantener por unos segundos dentro de la boca cada sorbo de batido que bebemos no solo para apreciar su sabor natural sino porque nuestra saliva contiene enzimas que promueven el proceso digestivo y de esta forma retendremos más nutrientes. No dejar de lado el consumo adecuado de verduras y vegetales frescos enteros ya que estos contienen importante fibra dietética y nos dan la sensación de saciedad y nos ayudan a perder peso. Las frutas y los vegetales frescos tienen increíbles poderes curativos para nuestra salud y deben ser siempre un ingrediente infaltable en una dieta saludable. Las podemos ingerir obviamente en forma de batidos saludables o combinados en ensaladas saludables.

Recuerde que no solo de jugos vive el hombre así que es bueno moderar el ayuno líquido una vez alcanzamos nuestro objetivo de reducción de peso. Después será tan solo cuestión de mantener un cuerpo desintoxicado bebiendo estos batidos especialmente en horas de la mañana y en ayunas para aprovechar todo su poder nutritivo y adelgazante natural. Tenga en cuenta amigo y amiga lector que esta no es una dieta para contar calorías, se trata de una dieta líquida détox en donde nuestro cuerpo estará eliminado toxinas por un tiempo determinado mientras le estamos suministrando los nutrientes, vitaminas y minerales a nuestro sistema que va perdiendo peso simultáneamente. Una gran ventaja de esta dieta líquida es que podemos decidir cuándo parar cuando cumplimos el objetivo deseado.

Una vez lleguemos a la meta que queremos alcanzar será cuestión de mantenimiento. Es posible que se presenten mareos o en algunos casos dolores de cabeza al iniciar con esta dieta líquida después de uno o dos días pues el cuerpo se está adaptando al consumo de estos batidos y a la falta de alimentos sólidos. Esto es perfectamente normal y quiere decir que nuestro cuerpo se está desintoxicando. Si siente que necesita suspender el ayuno entonces hágalo consumiendo algún tipo de alimento solido saludable mientras su cuerpo se estabiliza y luego puede continuar. Puede tomar como refrigerio algunas nueces naturales sin sal y vegetales y frutas enteras como apio, manzanas y zanahorias.

COLECCIÓN DE LAS MEJORES RECETAS DE BATIDOS Y JUGOS VERDES PARA DESINTOXICAR EL CUERPO Y ADELGAZAR

Súper Batido Verde Saludable de Col Rizada, Manzana y Piña

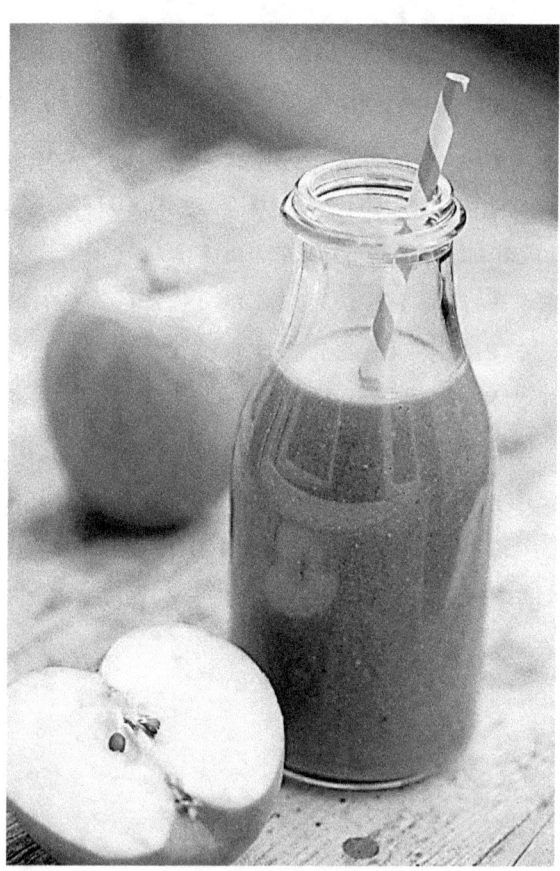

Esta receta de batido contiene bioflavonoides que mejoran la salud de los vasos sanguíneos y son un ingrediente anti-inflamatorio natural. Este batido natural contiene un súper ingrediente natural que nos ayuda a limpiar nuestro sistema, este maravilloso ingrediente es la **col rizada** que ha demostrado sus beneficios para combatir el cáncer de colon, de los ovarios, la próstata y el cáncer de mamas. La col rizada posee 45 diferentes clases de flavonoides que combinados logran desinflamar el cuerpo y actúan como poderoso anti-oxidantes naturales en nuestro organismo.

Los flavonoides son sustancias naturales que le dan a los vegetales verdes su pigmentación y que protegen nuestro sistema de los daños producidos por la oxidación producida por los rayos ultra-violetas, por la contaminación del ambiente, y de sustancias nocivas presentes en algunos alimentos. Nuestro organismo no tiene la capacidad de producir estas sustancias y es por esta razón que los jugos y batidos verdes son una excelente fuente natural de estas.

Dentro de los alimentos naturales que contienen estos importantes componentes están las uvas negras, la cebolla, el aguacate, el brócoli, la naranja acida, las toronjas, la cascara del limón, el té verde, la fresa y en general los vegetales verdes. Estas sustancias protegen nuestro cuerpo de forma natural a nivel celular e impiden la oxidación del colesterol malo. Su consumo nos ayuda a desintoxicar el cuerpo y previene enfermedades como el cáncer, el mal de Alzheimer y la enfermedad de Parkinson. También tienen la capacidad de estimular nuestro sistema inmune y la prevención de enfermedades como la diabetes y ulceras gástricas.

Ingredientes:

½ taza de col rizada orgánica

2 manzanas verdes orgánicas bien lavadas (sin semillas)

1 limón orgánico con cáscara (bien lavado)

1 trozo de jengibre orgánico

½ taza de piña orgánica cortada en cubitos (sin corazón)

1 puñado de perejil orgánico

Hielo al gusto

1 taza de agua (o al gusto dependiendo de la consistencia que prefiera para sus batidos).

Método:

Lavar muy bien los vegetales y las frutas para luego cortarlos en trozos. Mezclar muy bien todos los

ingredientes utilizando una buena licuadora o un
NutriBullet.

Súper Batido Verde de Espinaca y Raíz de Jengibre

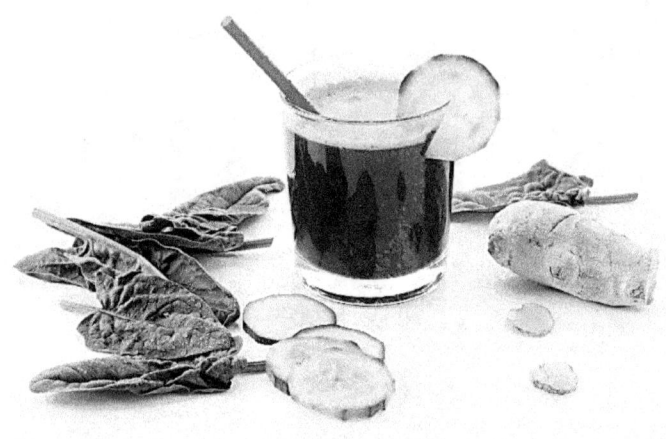

El jengibre le da a esta receta de batido súper saludable propiedades limpiadoras que ayudan a desintoxicar nuestro sistema digestivo. Una vez consumimos este batido estaremos limpiando nuestro sistema interno ayudándolo a aliviar la constipación y la inflamación y la liberación de gases. El consumo del jengibre también alivia la congestión estomacal, desintoxica el hígado y nos ayuda a limpiar el colon de forma natural. El jengibre contiene una sustancia natural llamada **gingerol** que posee **propiedades anti-inflamatorias** que además neutralizan la acides promoviendo el buen funcionamiento de nuestro sistema digestivo.

Ingredientes:

1 taza de espinacas orgánicas

½ taza de col rizada

2 trozos de jengibre orgánico

½ pepino orgánico bien lavado

 1 cucharada de canela en polvo

1 taza de agua pura

Hielo al gusto

Método:

Mezclar muy bien todos los ingredientes en la licuadora o en el NutriBullet hasta obtener una buena mezcla de textura homogénea y suave. (Puede agregar más o menos agua al gusto dependiendo de la consistencia que prefiera para sus batidos naturales).

Súper Batido Saludable Desintoxicante de Aguacate y Pepino

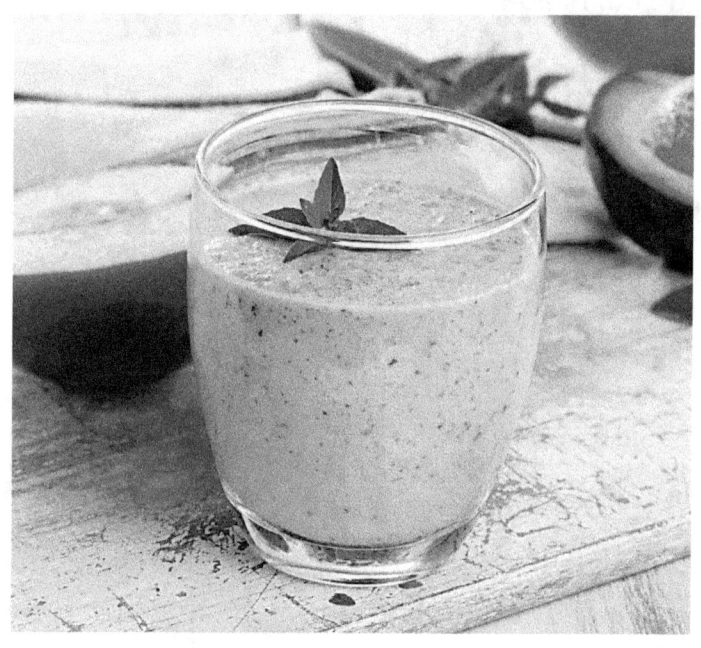

Ingredientes:

½ pepino orgánico

½ taza de espinaca orgánica

2 tallos de apio orgánico

1 kiwi orgánico (sin pelar y bien lavado)

½ aguacate orgánico

2 hojitas de menta fresca

½ manzana verde orgánica

1 limón orgánico bien lavado (con cáscara)

1 taza de agua pura (o al gusto)

Hielo al gusto

Método:

Lavar muy bien todos los ingredientes y luego mezclarlos utilizando la licuadora o el NutriBullet hasta obtener una buen mezcla suave y consistente lista para beber de inmediato. Bébalo y disfrute de todos sus poderes desintoxicantes y adelgazantes naturales.

Súper Batido Desintoxicante de Brócoli y Zanahoria

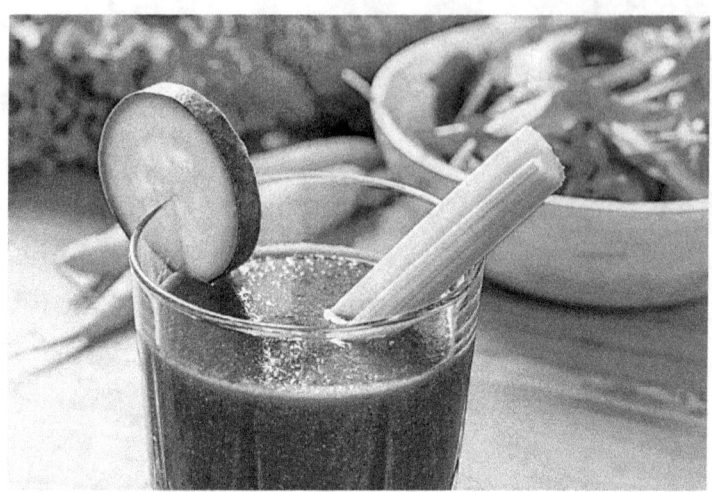

El brócoli en esta receta sobrecarga este delicioso batido natural y saludable de anti-oxidantes que ayudan a limpiar nuestro sistema digestivo. También contiene importante vitamina C y buena cantidad de fibra dietética que nos ayuda a bajar de peso y a adelgazar saludablemente.

Ingredientes:

1 taza de brócoli orgánico

½ manzana orgánica (sin semillas)

2 tallos de apio orgánico bien lavados

½ pepino orgánico bien lavado

1 zanahoria orgánica (sin hojas)

1 taza de agua orgánica (o al gusto)

Hielo al gusto

Método:

Cortar y lavar bien los ingredientes para mezclarlos en la licuadora o en el NutriBullet hasta obtener un batido de textura suave listo para beber.

Súper Batido Desintoxicante de Col Rizada, Perejil y Apio

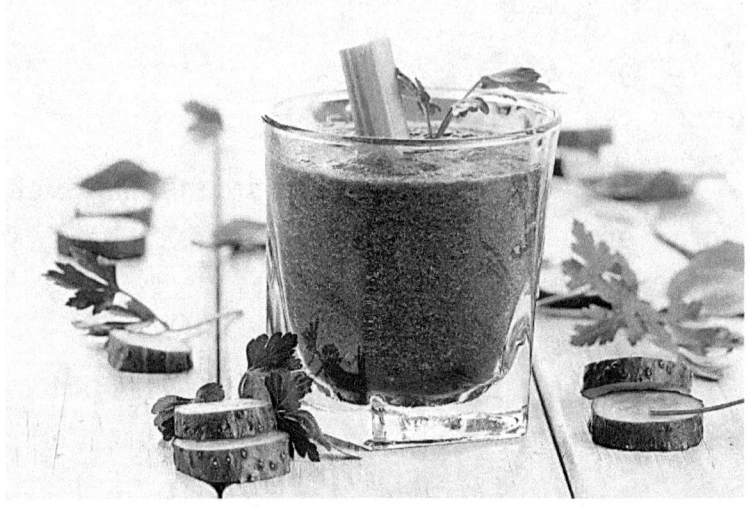

La naranja que forma parte de los ingredientes naturales de esta receta súper saludable le aporta a esta bebida importante vitamina C, una de las mejores vitaminas desintoxicantes para nuestro cuerpo. Las enzimas de la naranja también contribuyen a limpiar nuestro tracto digestivo, a limpiar el hígado y a eliminar toxinas de forma natural. La naranja es uno de esos alimentos formadores de enzimas que nos brinda la naturaleza. En si la palabra enzima tiene su origen en el griego enzumos que significa fermentado. Desde la antigüedad los alimentos fermentados eran utilizados por el hombre para promover la salud. Cuando nos referimos a un alimento fermentado nos estamos refiriendo a un alimento en su estado crudo y limpio con propiedades curativas y depurativas para nuestro cuerpo.

Al consumir estos alimentos en su estado más fresco y puro le estamos dando a nuestro cuerpo enzimas rejuvenecedoras y desintoxicantes que limpian nuestro organismo y los batidos son la forma más efectiva de proveer estas a nuestro sistema.

La absorción de estas enzimas, bioflavonoides, vitaminas, minerales y anti-oxidantes se hace más fácil en su forma líquida. Los cítricos como la naranja, tienen propiedades desintoxicantes que estimulan la función hepática y renal y promueven el buen funcionamiento del sistema digestivo gracias a su buen contenido de fibra dietética natural. La menta ayuda también a mejorar la digestión y previene y alivia los cólicos del estómago.

El mango le aporta un delicioso sabor dulce suave a esta receta y fibra dietética para limpiar nuestro sistema interno. El perejil por su parte nos ayuda a limpiar le hígado y los riñones. El apio por su parte nos ayuda a alcalinizar nuestro sistema neutralizando la acides y nos ayuda a balancear el pH natural de nuestro cuerpo. Gracias a que su composición es mayormente agua, nos ayuda a rehidratar y a reemplazar electrolitos en nuestro sistema.

Consumir apio también es una excelente alternativa natural para combatir el cáncer incluido el cáncer de colon y el cáncer de estómago. Este ingrediente natural también es parte integral de una buena dieta natural anti-inflamatoria. Mantenga siempre a mano unos tallos de apio orgánico para acompañar cualquier dieta de pérdida de peso saludable como la dieta con los batidos verdes saludables.

Ingredientes:

1 taza y ½ de col rizada orgánica

3 tallos de apio orgánico (bien lavados)

½ naranja orgánica con cáscara bien lavada (sin pepas)

½ taza de perejil orgánico

½ pepino orgánico pequeño bien lavado

¼ de taza de hojas de menta orgánica

1 taza de mango orgánico cortado en cubos (utilizar también la cáscara del mango bien lavada)

Agua pura al gusto

Hielo al gusto

Método:

Combine muy bien todos los ingredientes previamente lavados en la licuadora o en el NutriBullet. Mezclar bien hasta obtener un batido de textura suave y homogénea. Servir y disfrutar!

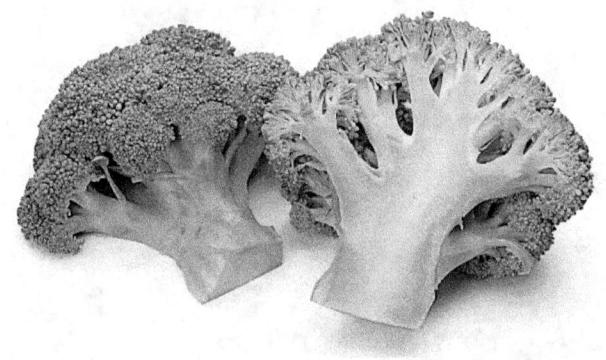

Súper Batido de Col Rizada y Aguacate Para Desintoxicar el Cuerpo y Adelgazar

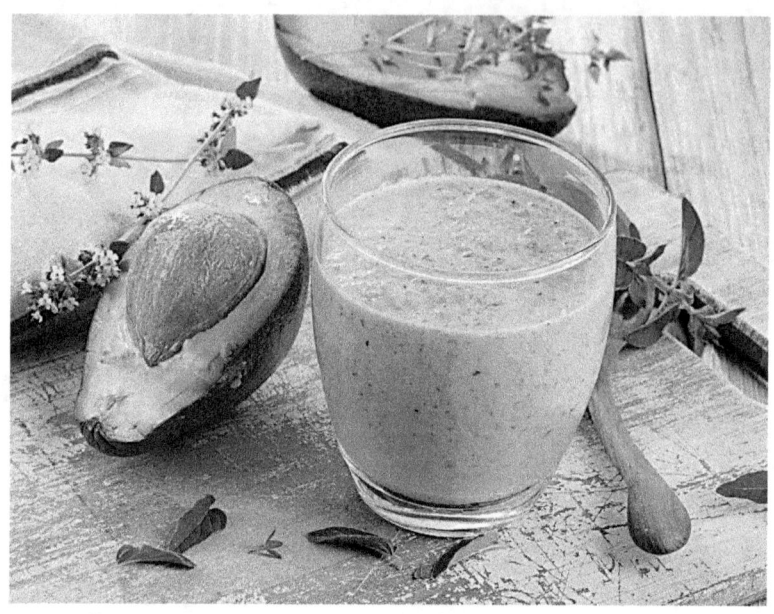

Ingredientes:

1 taza de col rizada orgánica

1 trozo de jengibre

½ pepino orgánico

½ aguacate orgánico

½ pera orgánica

½ taza de agua de coco (sin azúcar)

1 cucharada de proteína en polvo (<u>proteína de cáñamo orgánica</u>) o <u>proteína orgánica a base de platas</u>.

Agua pura al gusto

Hielo en cubos al gusto

Método:

Mezclar muy bien todos los ingredientes en la licuadora o en el NutriBullet hasta obtener un licuado o batido consistente de textura suave listo para beber y disfrutar!

Súper Batido Desintoxicante Alcalino

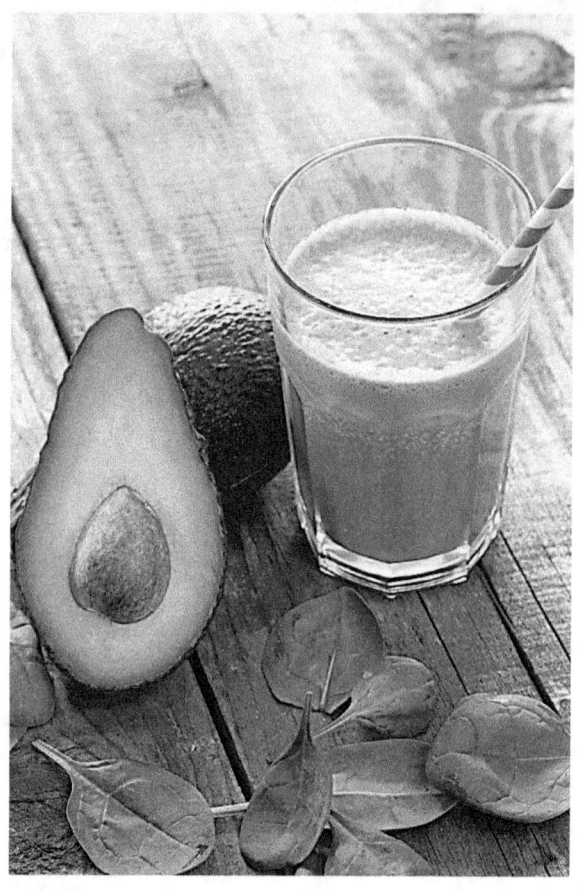

En esta receta se encuentran las semillas de chía. Estas semillas contienen una muy buena cantidad de anti-oxidantes, estos son esenciales para la eliminación de toxinas de nuestro cuerpo. Adicionalmente estas pequeñas semillas súper saludables están cargadas de fibra soluble e insoluble y contienen calcio, manganeso, hierro y fósforo. Una de las mejores características de este ingrediente natural es que posee la capacidad de retener hasta 12 veces su peso en agua por lo que una vez dentro de nuestro sistema se convierten en una especie de gel que libera nutrientes y nos mantiene hidratados y llenos (excelentes para la pérdida de peso saludable). También su consumo nos ayuda a limpiar el tracto digestivo.

Estas semillas también contienen ácidos grasos omega-3 y omega-6 dándole a este alimento propiedades anti-inflamatorias. También son altas en contenido de proteína y amino ácidos esenciales que nutren nuestra masa muscular.

Ingredientes:

½ aguacate orgánico

1 taza de leche de almendras (sin azúcar)

1 cucharada de semillas de chía

½ pera orgánica

½ taza de agua de coco (sin azúcar)

1 taza de hojas de espinaca orgánica

1 cucharada de proteína en polvo (<u>proteína de cáñamo orgánica</u>) o <u>proteína orgánica a base de platas</u>.

Hielo al gusto

Método:

Utilice la licuadora o un NutriBullet (es la máquina que más utilizo para preparar estas recetas por su conveniencia y por la facilidad para limpiar) para mezclar muy bien todos los ingredientes. Mezcle hasta obtener un buen batido saludable de consistencia y textura uniformes.

Súper Batido Desintoxicante de Col Rizada y Pepino

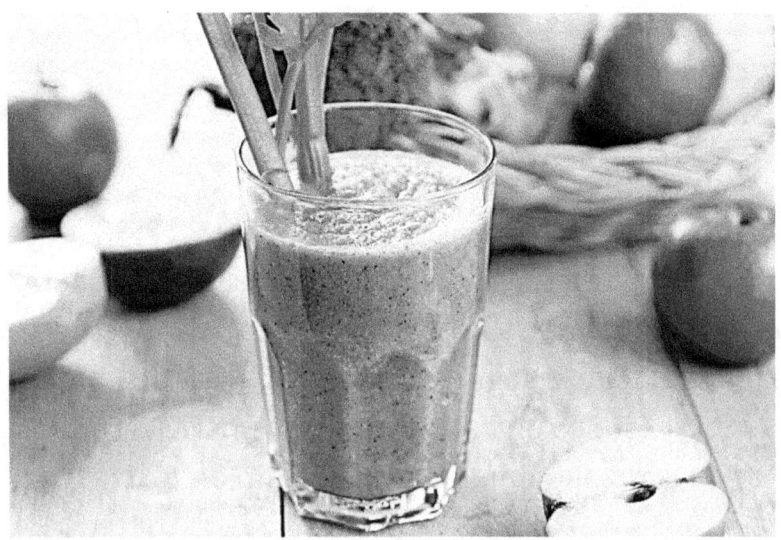

El pepino debe ser un ingrediente natural infaltable en una dieta alcalina para desintoxicar el cuerpo, tiene un alto contenido de agua, minerales y buena fibra dietética.

Ingredientes:

1 pepino grande orgánico

3 tallos de apio orgánico

½ taza de brócoli orgánico

½ taza de col rizada orgánica

1 limón orgánico con cascara bien lavado y sin semillas

1 manzana verde cortada en cuartos (sin pepas)

½ taza de lechuga romana orgánica

Agua pura al gusto

Cubos de hielo al gusto

Método:

Mezclar muy bien todos los ingredientes en la licuadora o en el NutriBullet hasta que quede un batido con una buena consistencia suave y uniforme. Servir de inmediato y disfrutar! Este es un batido excelente para iniciar un nuevo día limpiando nuestro organismo de toxinas.

Súper Batido Desintoxicante y Adelgazante de Pepino y Arándanos

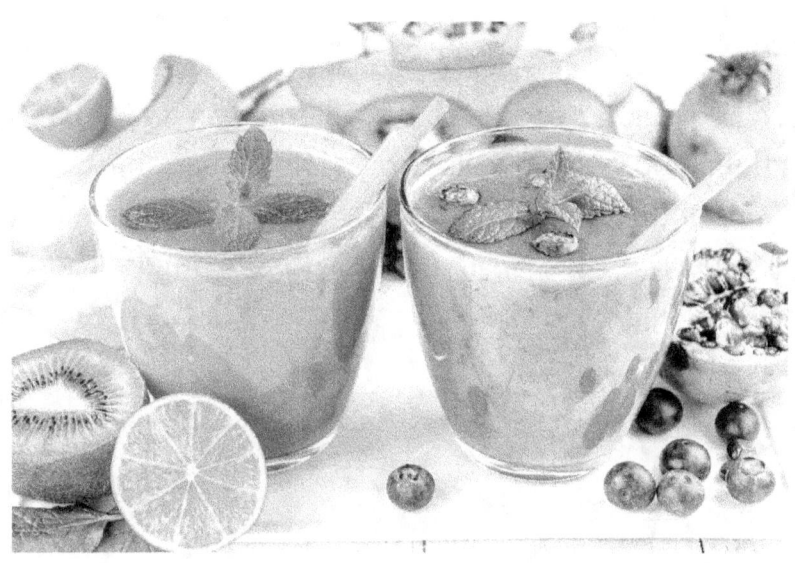

Ingredientes:

1 pepino grande orgánico bien lavado

1 taza de arándanos orgánicos bien lavados

1 aguacate orgánico

½ taza de col rizada orgánica

1 guineo o banano orgánico

½ limón orgánico

Agua pura al gusto

1 cucharada de canela en polvo (activador natural del metabolismo)

Cubos de hielo al gusto

Método:

Mezclar muy bien todos los ingredientes en una licuadora con buena potencia o utilizando el NutriBullet hasta obtener una mezcla homogénea y de textura suave lista para beber y disfrutar. Sirva y disfrute de inmediato!

Súper Batido Desintoxicante y Adelgazante de Espinaca y Fresa

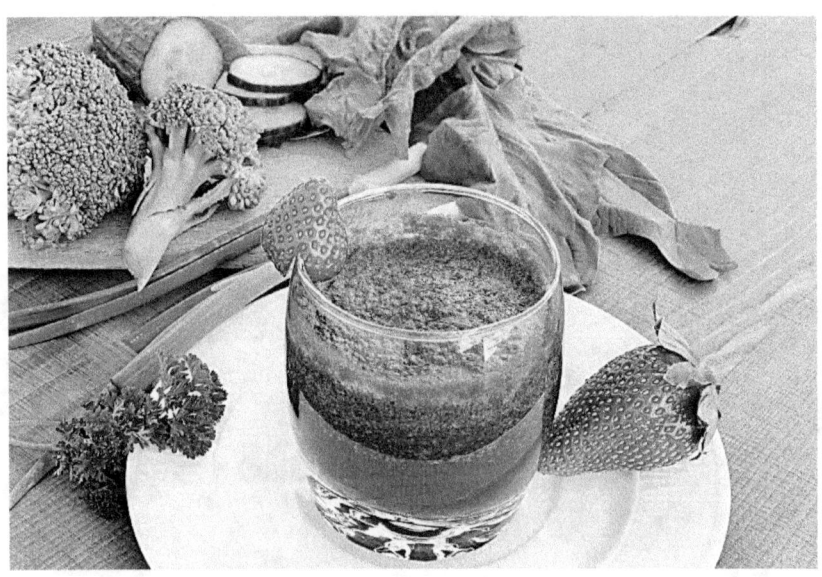

Las fresas en esta receta de batido súper saludable le dan un realce a su poder desintoxicante ya que además de contener una buena cantidad de vitamina C también posee poderes diuréticos que nos permite eliminar toxinas de nuestro sistema. Las fresas también tienen un buen contenido de vitamina E y vitamina A además de ácido fólico y hierro. Esta deliciosa fruta contiene también una buena cantidad de fibra soluble y nos ayuda a mantener balanceados los niveles de azúcar en la sangre. Esta deliciosa fruta forma parte de los mejores <u>alimentos</u>

súper saludables que debemos consumir para mantener un cuerpo sano y libre de enfermedades como el cáncer.

Ingredientes:

2 taza de fresas orgánicas bien lavadas

1 limón orgánico con cascara y sin semillas

½ naranja orgánica con cascara y sin semillas

¼ de taza de brócoli orgánico

1 taza y ½ de hojas de espinacas orgánica

1 banano o guineo orgánico

1 taza de leche de almendras (sin azúcar) o agua pura al gusto

Cubos de hielo al gusto

Método:

Mezclar muy bien todos los ingredientes utilizando una licuadora con buena potencia a alta velocidad o utilizando una máquina especial para batidos como el **NutriBullet**. Mezclar bien hasta obtener un batido con una textura cremosa suave y disfrutar de inmediato.

Súper Batido Desintoxicante y Adelgazante de Espinaca y Zanahoria

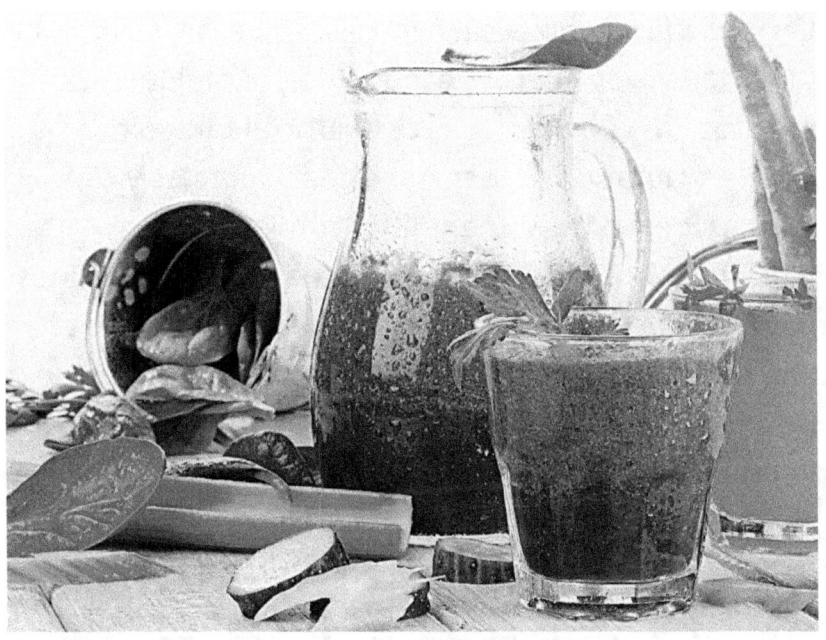

La zanahoria en esta receta nos ayuda a eliminar las bacterias perjudiciales de nuestro sistema interno y nos ayuda a aliviar la inflamación intestinal. La zanahoria también es excelente para el estreñimiento gracias a su contenido de fibra y también nos ayudan a **desintoxicar el hígado** gracias a un componente anti-oxidante llamado glutation.

Los niveles de glutation disminuyen en nuestro cuerpo con la edad y las zanahorias son un excelente suministro de este anti-oxidante que nos ayuda a eliminar sustancias toxicas y a regular las funciones del sistema inmune. El aumento de este anti-oxidante también puede prevenir enfermedades como el cáncer. Las espinacas, el aguacate, las manzanas, las nueces, las naranjas, el melón, la col, los pimientos, las cebollas, el ajo y el brócoli también contienen glutation. Beber zumos de vegetales y frutas verdes es ideal para aumentar los niveles de este importante anti-oxidante de forma natural. Los tomates en esta receta le proveen un poderoso anti-oxidante natural llamado licopeno que es 5 veces más poderoso que la misma vitamina C que protege nuestro cuerpo de enfermedades como el cáncer y especialmente el cáncer de próstata en los hombres. También protege nuestras células de la oxidación causada por los radicales libres y es excelente para **reducir el colesterol de forma natural**.

Ingredientes:

1 taza de hojas de espinaca orgánica bien lavadas

4 clavos de ajo orgánico

6 zanahorias orgánicas bien lavadas (sin hojas)

4 tallos de apio orgánico bien lavados

2 pimientos rojos orgánicos

2 tomates rojos orgánicos bien lavados

Agua pura al gusto

Hielo al gusto

Método:

Utilice una licuadora de buena potencia o un NutriBullet especial para la preparación de batidos saludables. Mezclar muy bien todos los ingredientes previamente lavados hasta obtener un batidos de textura uniforme y suave listo para beber y disfrutar.

Súper Batido Desintoxicante y Adelgazante de Pepino y Mango

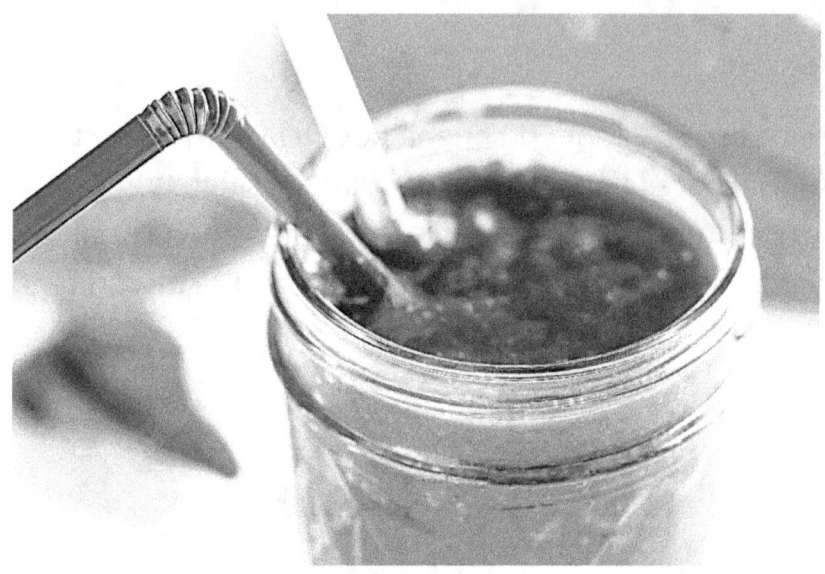

Ingredientes:

1 pepino orgánico grande (bien lavado)

1 manzana verde orgánica cortada en ¼ (sin semillas)

1 limón orgánico bien lavado con cascara (sin semillas)

½ taza de col rizada orgánica bien lavada

1 cucharada de proteína en polvo orgánica (proteína de cáñamo orgánica) o proteína orgánica a base de platas.

½ taza de mango orgánico cortado en trozos con cáscara bien lavado

1 taza de agua pura o al gusto (dependiendo de la consistencia que prefiera para sus batidos)

Cubos de hielo al gusto

Método:

Mezclar muy bien todos los ingredientes previamente lavados utilizando una buena licuadora o un NutriBullet. Una vez obtenga una mezcla homogénea y de textura uniforme y suave estará listo para beber y disfrutar!

Súper Batido Saludable Limpiador del Hígado

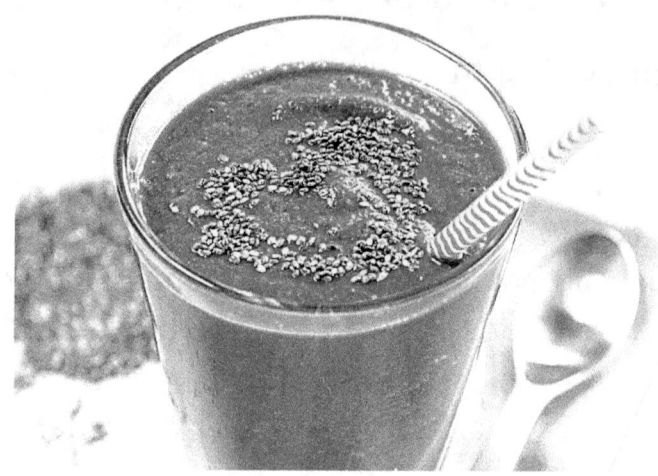

Este es un batido excelente para desintoxicar el hígado de forma natural y puede entrar parte en un plan total de desintoxicación hepática para revitalizar su salud y su cuerpo.

Ingredientes:

1 taza de col rizada orgánica bien lavada

½ taza de cilantro orgánico

1 limón orgánico bien lavado con cáscara

1 trozo de jengibre fresco orgánico

1 remolacha orgánica

1 manzana verde cortada en ¼ sin semillas

1 cucharada de semillas de chía

Agua pura al gusto

Cubos de hielo al gusto

Método:

Combine y mezcle muy bien todos los ingredientes en la licuadora a máxima potencia o utilizando un utensilio de cocina especializado en la preparación de batidos saludables como el NutriBullet. Sírvalo y disfrútelo en cualquier momento del día y especialmente en las mañanas en ayunas y antes de dormir para depurar su organismo internamente y para desintoxicar el hígado. Al mejorar nuestra función hepática también mejora nuestro metabolismo y perdemos peso más fácilmente.

Súper Batido Desintoxicante y Adelgazante de Espinaca y Pera

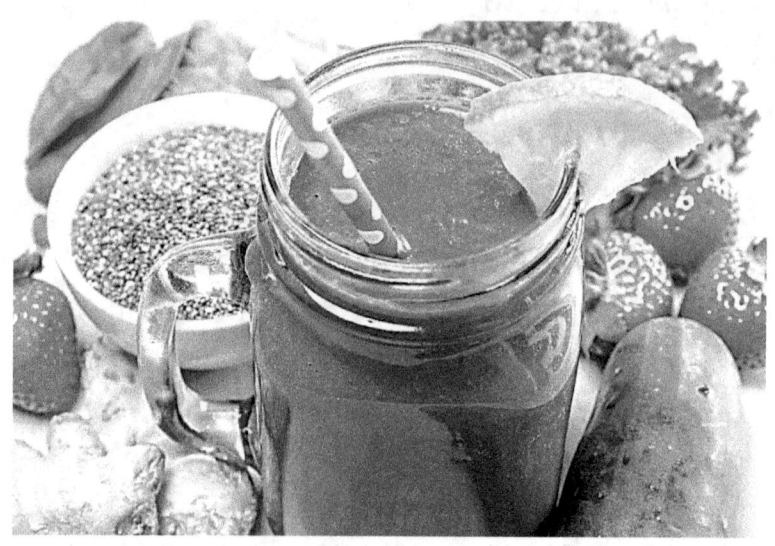

Ingredientes:

1 taza de hojas de espinaca orgánica bien lavadas

1 pera orgánica bien lavada

1 naranja orgánica con cascara y sin semillas (bien lavada)

1 pepino mediano orgánico bien lavado

½ taza de fresas orgánicas

1 limón orgánico lavado con cáscara

1 cucharada de semillas de chía

Agua pura al gusto

Cubos de hielo al gusto

Método:

Mezclar muy bien todos los ingredientes a alta velocidad utilizando la licuadora o el NutriBullet hasta obtener un batido consistente de textura suave y listo para beber. Disfrútelo!

Súper Batido Desintoxicante de Manzana y Pepino

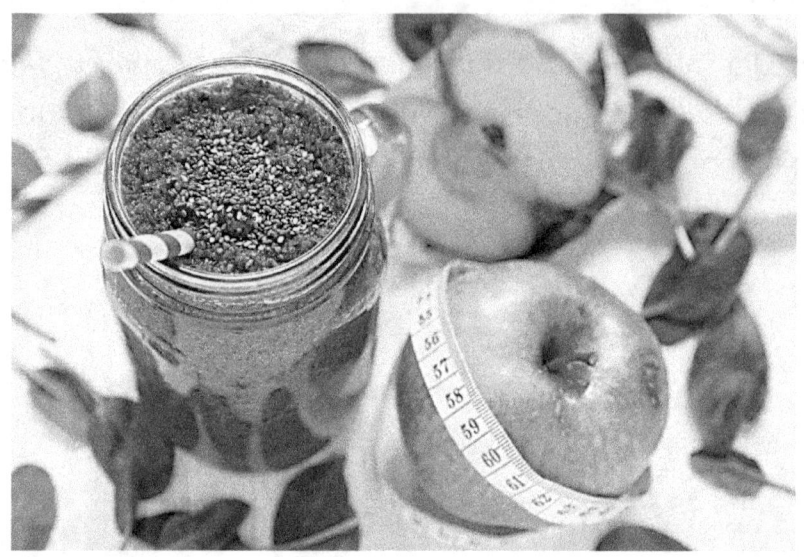

El pepino y el perejil en esta receta desintoxican nuestro cuerpo y le dan vitalidad a nuestra piel. Esta es una receta muy saludable cargada de vitamina C y anti-oxidantes para ser disfrutada especialmente en las mañanas en ayunas y antes de acostarnos a dormir.

Ingredientes:

1 manzana grande verde orgánica (sin semillas)

1 limón orgánico con cáscara

½ tasa de perejil orgánico

2 cucharadas de hojas de menta orgánica

1 pepino grande orgánico

1 cucharada de semillas de chía

½ taza de col rizada orgánica

Agua pura al gusto

Cubos de hielo al gusto

Método:

Mezclar muy bien todos los ingredientes utilizando la licuadora o un NutriBullet hasta obtener un batido de consistencia suave y homogénea. Servir y disfrutar!

Súper Batido Alcalino Detox de Col Rizada, Manzana y Espinaca

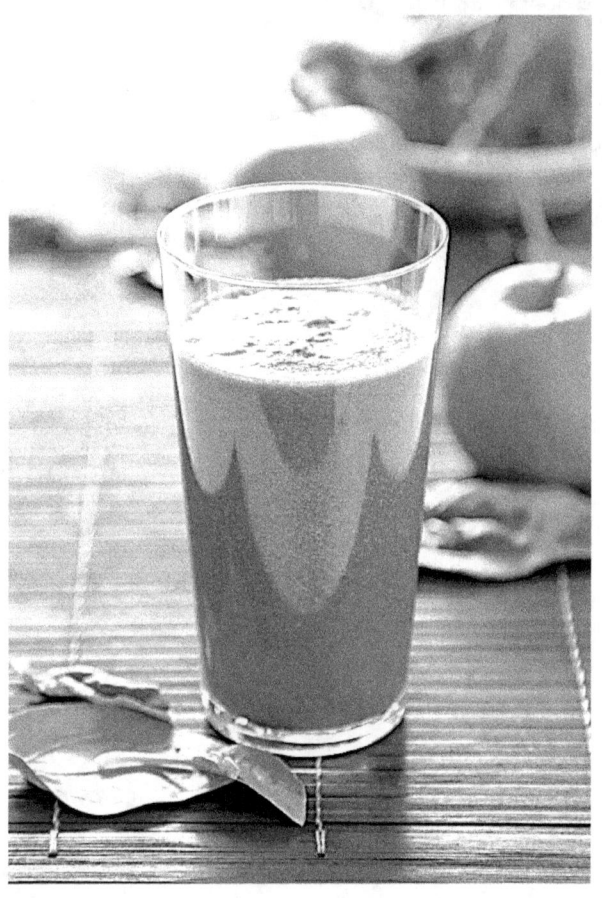

Ingredientes:

1 taza de col rizada orgánica

2 manzanas verdes orgánicas partidas en ¼ sin semillas

2 trozos de jengibre orgánico

½ taza de cilantro orgánico

1 taza de agua de coco (sin azúcar)

½ taza de hojas de espinaca orgánicas bien lavadas

1 cucharada de proteína en polvo (proteína de cáñamo orgánica) o proteína orgánica a base de platas.

Cubos de hielo al gusto

Método:

Mezclar muy bien todos los ingredientes en la licuadora a alta velocidad hasta que estén con una consistencia homogénea y una textura suave. Servir y disfrutar!

Súper Batido Adelgazante Verde de Kiwi y Espinaca

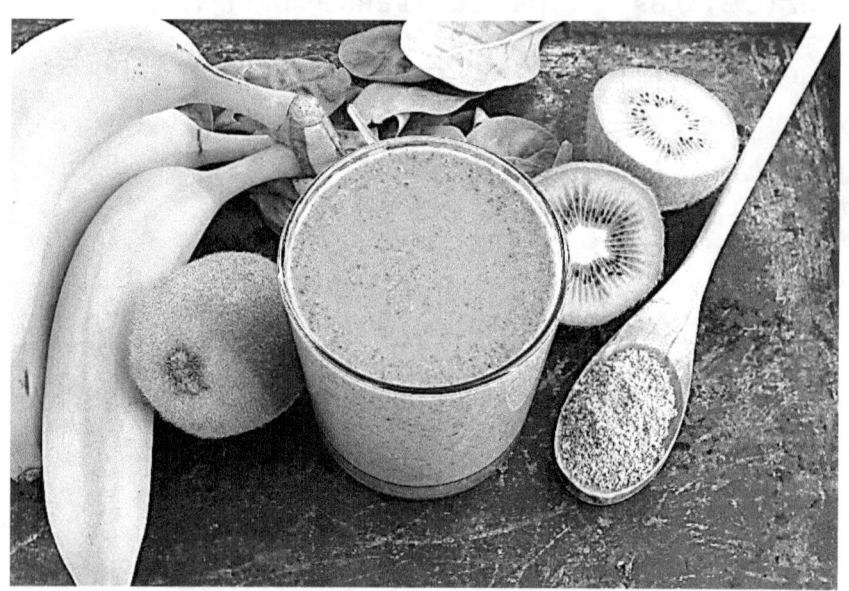

Ingredientes:

1 taza de hojas de espinaca orgánica

1 kiwi orgánico bien lavado sin piel

2 guineos o bananos orgánicos

1 cucharada de proteína en polvo (<u>proteína de cáñamo orgánica</u>) o <u>proteína orgánica a base de platas</u>.

1 cucharada de semillas de lino

Agua pura al gusto

Cubos de hielo al gusto

Método:

Mezclar muy bien todos los ingredientes a alta velocidad utilizando la licuadora o el NutriBullet hasta obtener un batido consistente de textura suave y listo para beber. Disfrútelo!

Súper Batido Adelgazante de Espinaca y Piña

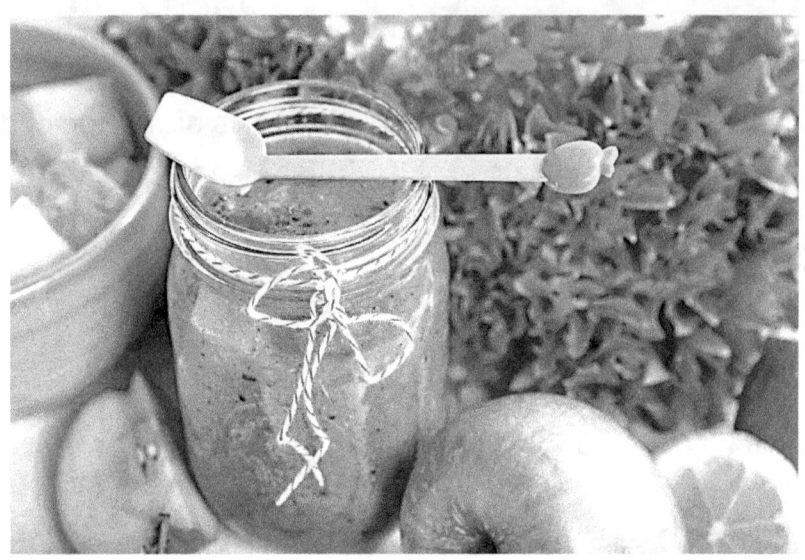

Ingredientes:

1 taza de agua de coco (sin azúcar)

2 tazas de espinaca orgánica

1 naranja orgánica con cascara cortada en ¼ sin semillas

2 cucharadas de semillas de chía

1 taza de trozos de piña (sin corazón)

1 guineo o banano orgánico

Cubos de hielo al gusto

Método:

Mezclar muy bien todos los ingredientes en la licuadora a alta velocidad o utilizando un NutriBullet. Mezclar hasta obtener un batido suave y de contextura uniforme listo para beber.

Súper Batido Desintoxicante Adelgazante de Kiwi y Semillas de Chía

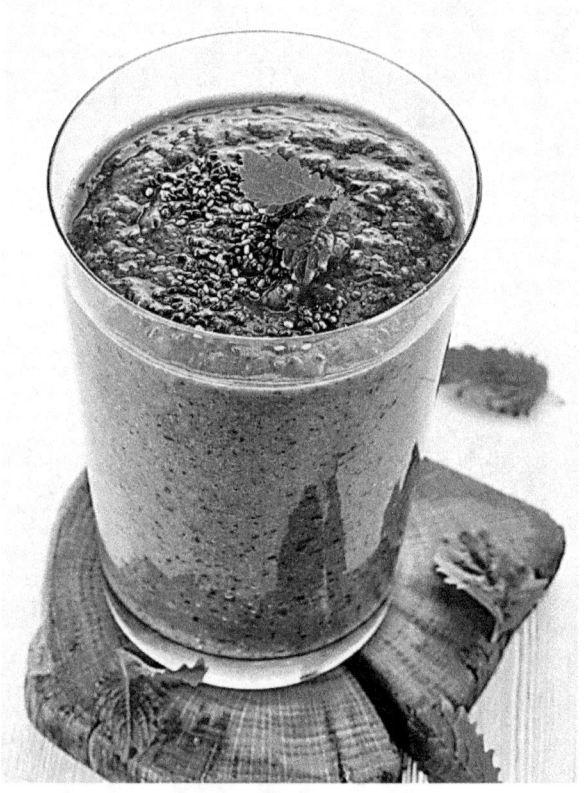

Ingredientes:

1 taza de espinaca fresca orgánica

1 taza de agua de coco (sin azúcar)

1 kiwi orgánico

1 pera verde orgánica

1 cucharada de semillas de chía

Cubos de hielo al gusto

Método:

Mezclar muy bien todos los ingredientes previamente lavados utilizando la licuadora a alta velocidad o el NutriBullet. Mezclar hasta obtener un batido de textura suave y uniforme listo para beber. Disfrútelo!

Súper Batido Verde Adelgazante de Espinaca y Fresa

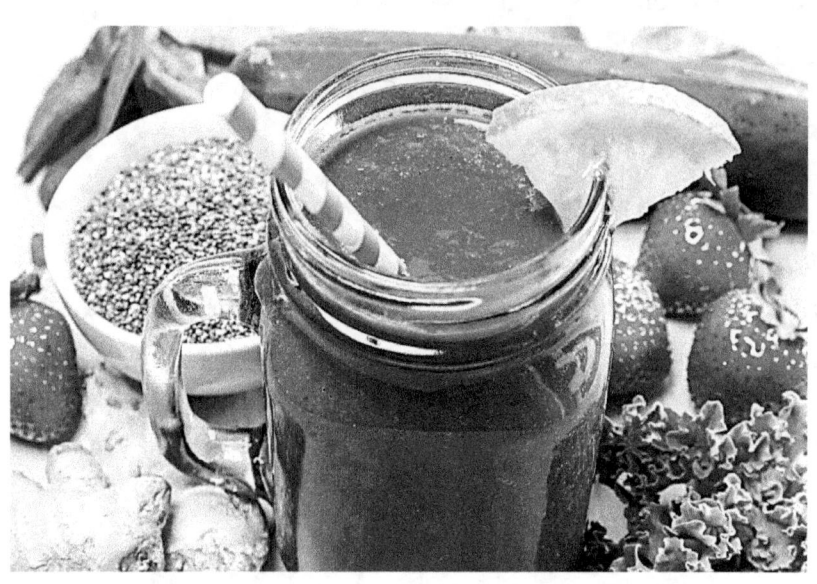

Ingredientes:

2 tazas de hojas de espinaca fresca orgánica bien lavada

1 naranja orgánica partida en ¼ con cáscara y sin semillas

½ guineo o plátano orgánico

1 cucharada de semillas de chía

1 trozo de jengibre orgánico

½ pepino orgánico bien lavado

1 taza de agua de coco (sin azúcar) o agua pura al gusto

1 taza de fresas frescas orgánicas bien lavadas

Cubos de hielo al gusto

Método:

Vierta todos los ingredientes junto con los cubos de hielo en el vaso de la licuadora o en el contenedor de un Nutribullet y mezclar bien a alta velocidad hasta obtener un batido de textura suave y uniforme. Sírvalo de inmediato y disfrútelo!

Súper Batido Verde Desintoxicante y Adelgazante de Col Rizada, Kiwi y Manzana

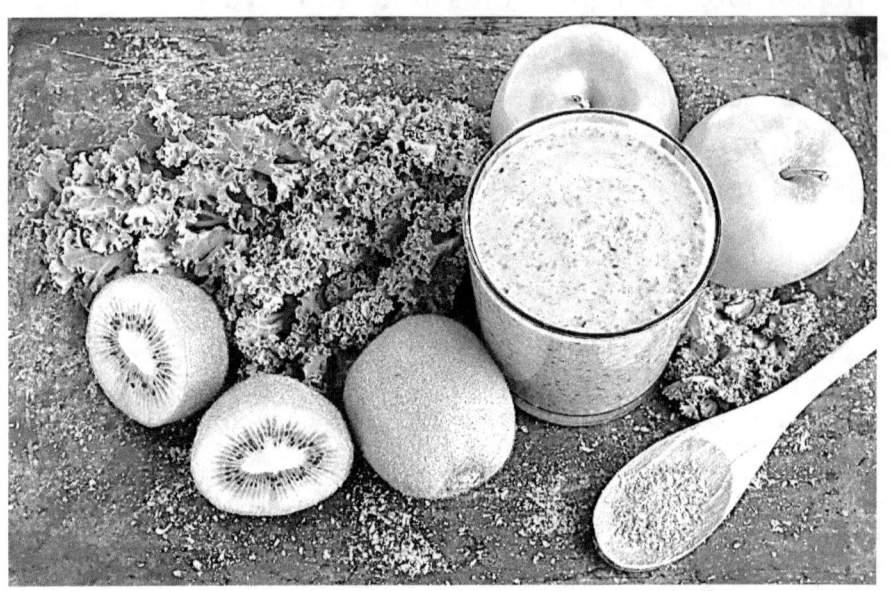

Ingredientes:

1 taza de col rizada orgánica bien lavada

1 taza de agua de coco (sin azúcar)

1 manzana verde sin semillas cortada en ¼

1 cucharada de proteína en polvo (proteína de cáñamo orgánica) o proteína orgánica a base de platas.

1 kiwi orgánico

1 cucharada de semillas de lino

1 limón orgánico con cáscara

Cubos de hielo al gusto

Método:

Mezclar alta velocidad en la licuadora o en el NutriBullet hasta obtener un batido de textura suave y consistente listo para beber. Disfrútelo!

Súper Batido Saludable Adelgazante Desintoxicante de Aguacate con Frambuesa

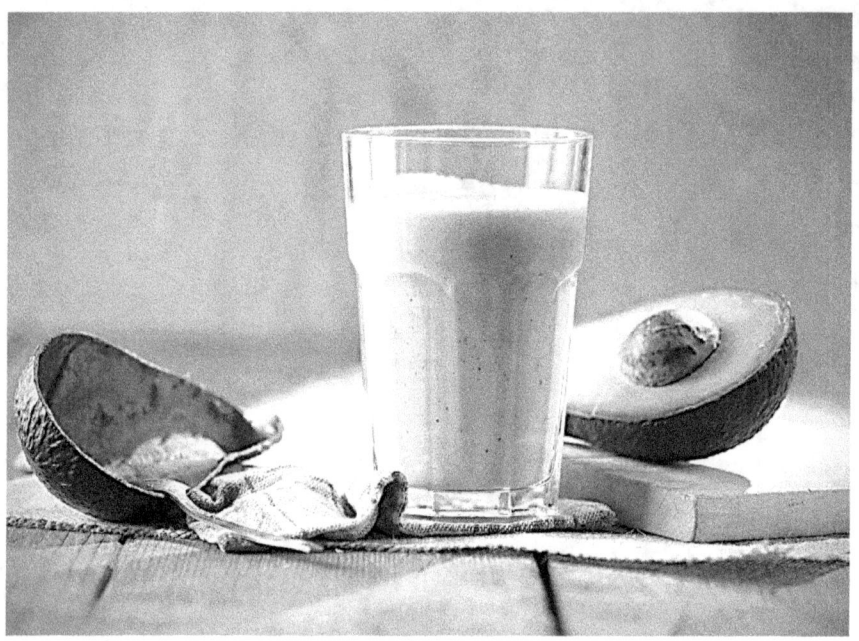

Ingredientes:

½ aguacate orgánico

2 tallos de apio orgánico

1 cucharada de semillas de chía

½ taza de frambuesas orgánicas

1 cucharada de proteína en polvo (<u>proteína de cáñamo orgánica</u>) o <u>proteína orgánica a base de platas</u>.

1 taza de agua de coco (sin azúcar)

Hielo al gusto

Método:

Mezclar muy bien todos los ingredientes en la licuadora o en el NutriBullet hasta obtener un batido saludable de textura cremosa y suave listo para disfrutar y beber. Sírvalo y disfrútelo! Puede añadir algunas frambuesas sobre el vaso de servir para aumentar su poder anti-oxidante.

Súper Batido Desintoxicante y Adelgazante de Arándanos, Espinaca y Piña

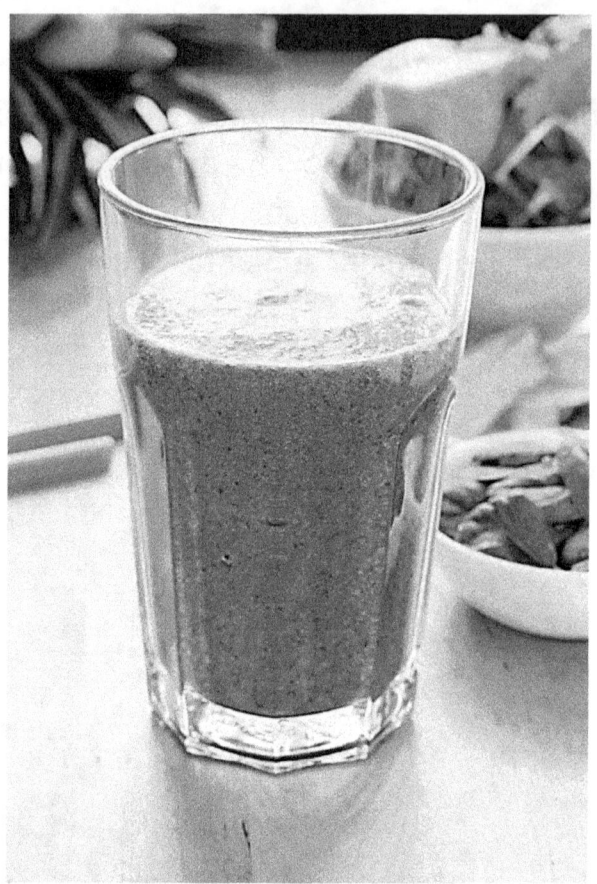

Ingredientes:

1 taza de hojas de espinaca orgánica bien lavadas

1 taza de agua de coco (sin azúcar)

1 cucharada de semillas de chía

1 limón orgánico con cáscara (bien lavado)

1 cucharada de miel de abejas orgánica

1 taza de arándanos orgánicos

1 taza de trozos de pina orgánica (sin corazón)

Cubos de hielo al gusto

Agua pura al gusto

Método:

 Mezclar muy bien todos los ingredientes en la licuadora a alta velocidad o utilizando un NutriBullet. Mezclar hasta obtener un batido suave y de con textura uniforme listo para beber. Disfrútelo!

Súper Batido Verde Adelgazante y Desintoxicante de Apio y Col Rizada

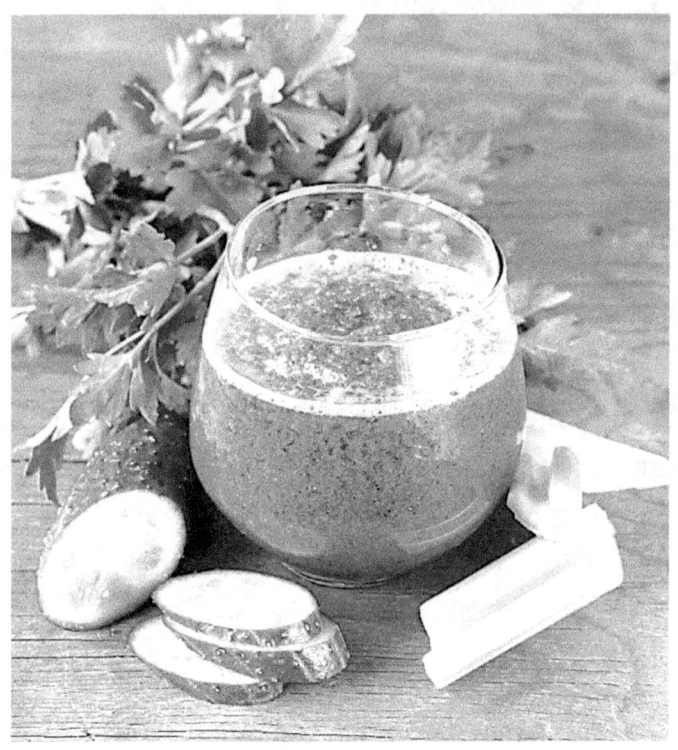

Ingredientes:

5 tallos de apio orgánico

1 taza de col rizada orgánica bien lavada

½ taza de lechuga romana

1 puñado de perejil orgánico

2 manzanas verdes cortadas en ¼ (sin semillas)

1 pepino mediano orgánico bien lavado

1 limón orgánico con cáscara bien lavado

1 cucharada de miel de abejas orgánica

Agua pura al gusto

Cubos de hielo al gusto

Método:

Mesclar muy bien a alta velocidad con la licuadora o con el NutriBullet todos los componentes de esta receta de batido súper saludable hasta obtener una mezcla de textura suave y homogénea. Servir y disfrutar de inmediato.

Súper Batido Saludable Adelgazante y Desintoxicante de Col Rizada y Piña

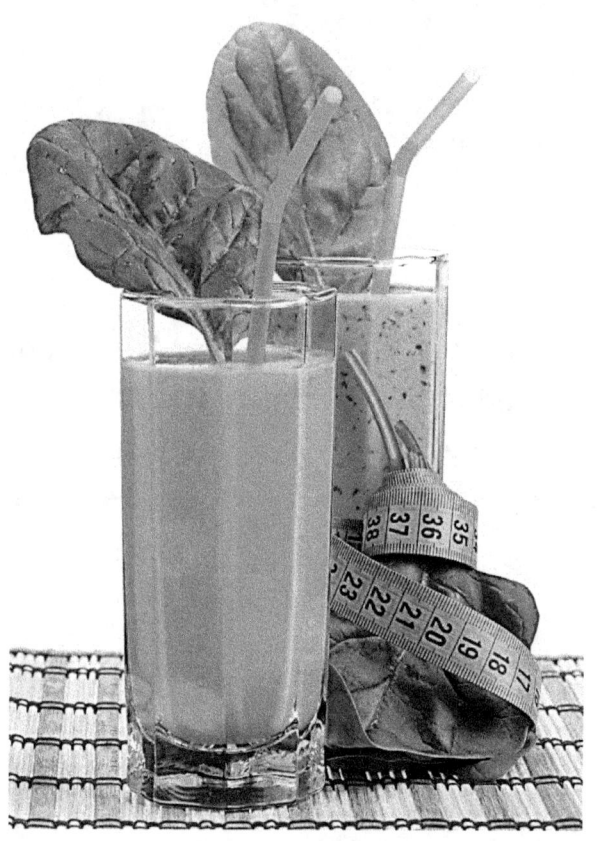

Ingredientes:

1 taza de col rizada orgánica bien lavada

½ piña orgánica cortada en rodajas (sin corazón)

1 trozo de jengibre orgánico

½ taza de perejil orgánico

2 manzanas verdes orgánicas cortadas en ¼ (sin semillas)

1 limón orgánico con cáscara y bien lavado

Agua pura al gusto

Cubos de hielo al gusto

Método:

Utilice la licuadora o el NutriBullet para mezclar muy bien todos estos componentes a alta velocidad hasta obtener una bebida de textura suave y uniforme lista para beber. Sirva este batido y disfrútelo de inmediato! Esta es una receta maravillosa para beber por las mañanas a primera hora del día.

Súper Batidos Desintoxicante y Adelgazante de Limón y Espinaca

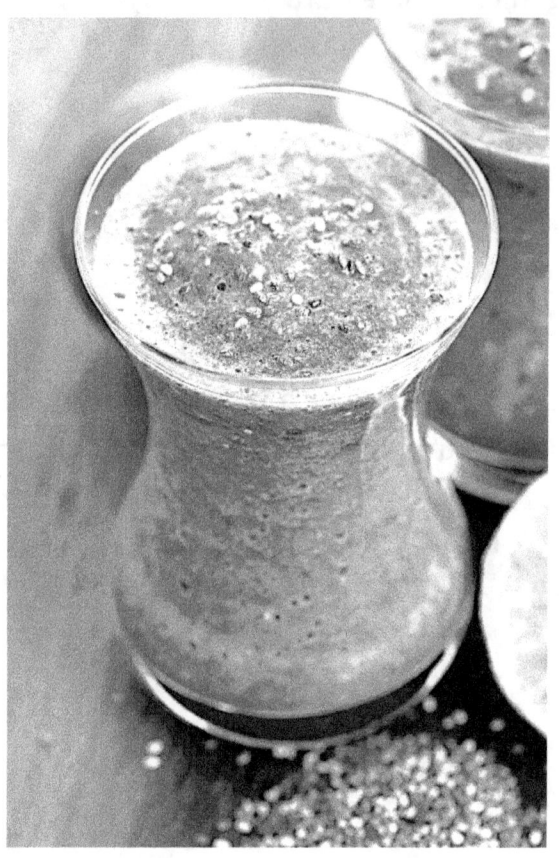

Ingredientes:

1 taza de hojas de espinaca orgánica bien lavadas

1 pepino grande orgánico bien lavado (sin pelar)

3 limones orgánicos muy bien lavados con cáscara

1 cucharada de semillas de chía

1 cucharada de miel de abejas orgánica

2 tallos de apio orgánico

1 trozo de jengibre orgánico

2 manzanas verdes orgánicas partidas en ¼ y sin semillas

Agua pura al gusto

Cubos de hielo al gusto

Método:

Mezclar muy bien todos los ingredientes naturales de esta receta de batido utilizando una buena licuadora con buena potencia o el NutriBullet que es una máquina muy versátil y muy fácil de limpiar y utilizar. Una vez obtenga una mezcla homogénea de textura suave estará listo para servir y disfrutar este batido súper saludable y desintoxicante.

Súper Batido Desintoxicante y Adelgazante de Manzana, Jengibre y Col Rizada

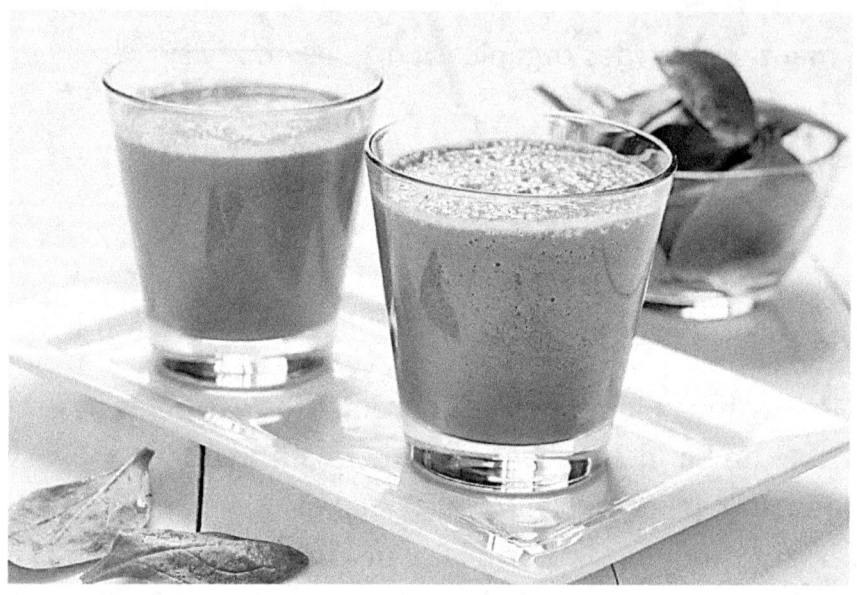

Ingredientes:

1 taza de col rizada orgánica bien lavada

2 trozos de jengibre orgánico

½ taza de lechuga romana bien lavada

2 manzanas verdes orgánicas cortadas en ¼ y sin semillas

1 cucharada de semillas de chía

1 tallo de apio orgánico

1 cucharada de miel de abejas

Agua pura al gusto

Cubos de hielo al gusto

Método:

Mezclar muy bien todos los ingredientes en la licuadora o en el NutriBullet hasta que quede un batido con una buena consistencia suave y uniforme. Servir de inmediato y disfrutar! Este es un batido muy saludable, maravilloso para comenzar un nuevo día desintoxicando nuestro sistema interno.

Súper Batido Saludable Desintoxicante y Adelgazante de Pepino, Jengibre y Espinaca

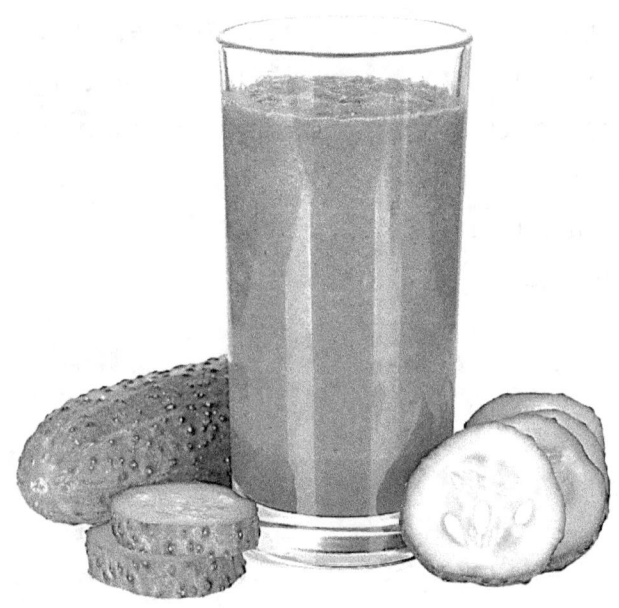

Ingredientes:

1 pepino grande orgánico

1 limón orgánico con cáscara

1 manzana verde orgánica cortada en ¼ y sin semillas

1 taza de hojas de espinaca orgánica bien lavada

1 cucharada de proteína en polvo orgánica o (<u>proteína de cáñamo orgánica</u>) o <u>proteína orgánica a base de platas</u>.

1 cucharada de semillas de chía

1 trozo de jengibre orgánico

1 cucharada de miel de abejas orgánica

½ taza de cilantro orgánico fresco bien lavado

Agua pura al gusto

Cubos de Hielo al gusto

Método:

Mezclar muy bien todos los ingredientes en la licuadora a alta velocidad o utilizando un NutriBullet. Mezclar hasta obtener un batido suave y de contextura uniforme listo para beber. Disfrútelo!

Súper Batido Saludable y Adelgazante de Espinaca, Pepino y Zanahoria

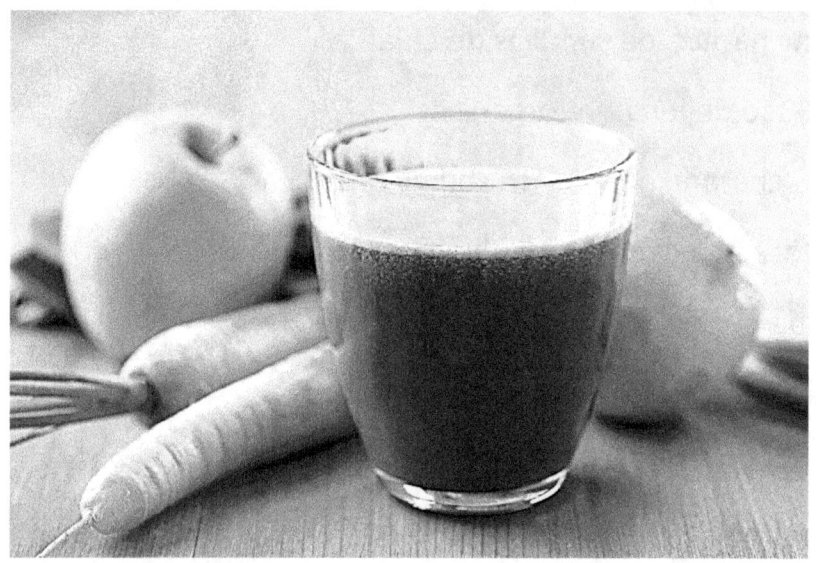

Esta es una receta ideal para iniciar un nuevo día con una receta súper cargada de anti-oxidantes y micronutrientes además de una gran contenido de fibra dietética natural.

Receta para 3 a 4 porciones

Ingredientes:

2 tazas de hojas de espinaca fresca bien lavada

1 pepino orgánico mediano sin pelar

1 manojo de hojas de menta orgánica

3 zanahorias orgánicas sin las hojas

½ taza de perejil orgánico fresco bien lavado

½ naranja orgánica con cáscara y si semillas (bien lavada)

2 manzanas verdes orgánicas cortadas en ¼ y sin semillas

½ taza de trozos de piña orgánica (sin corazón)

1 trozo de ajo orgánico

Agua pura al gusto

Cubos de hielo al gusto

Método:

Lavar muy bien todos los ingredientes y luego mezclarlos utilizando la licuadora o el NutriBullet hasta obtener una buen mezcla suave y consistente lista para beber de inmediato. Bébalo y disfrute de todos sus poderes desintoxicantes y adelgazantes naturales.

Súper Batido de Vitaminas Naturales Desintoxicante y Adelgazante de Papaya, Espinaca y Col Rizada

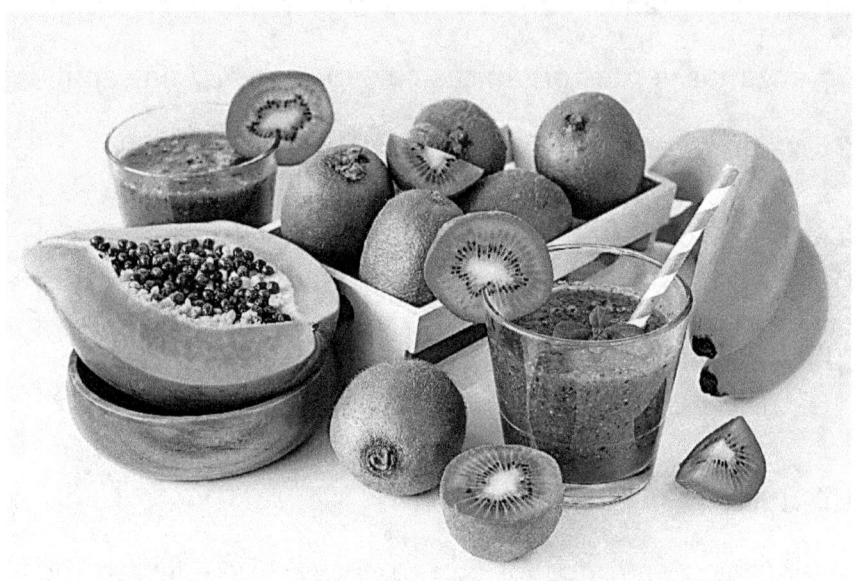

Ingredientes:

1 taza de trozos de papaya orgánica cortada sin semillas

1 taza de hojas de espinaca orgánica bien lavada

1 banano o guineo orgánico

1 kiwi orgánico

1 manzana verde orgánica cortada en ¼ sin semillas

1 taza de col rizada orgánica bien lavada

Agua pura al gusto

Cubos de hielo al gusto

Método:

Mesclar muy bien a alta velocidad con la licuadora o con el NutriBullet todos los componentes de esta receta de batido súper saludable hasta obtener una mezcla de textura suave y homogénea. Servir y disfrutar de inmediato este súper batido desintoxicante y adelgazante lleno de vitaminas, anti-oxidantes y minerales.

Súper Batido Saludable Adelgazante y Desintoxicante de Espinaca, Manzana y Arándanos

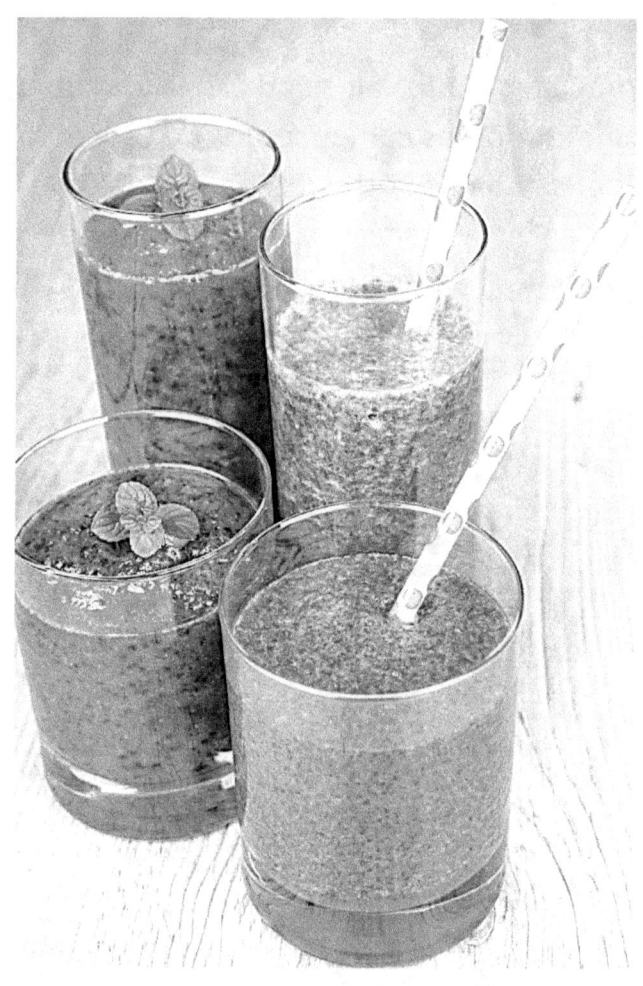

Ingredientes:

1 taza de hojas de espinaca orgánica fresca bien lavada

1 taza de agua de coco (sin azúcar) o agua pura al gusto

2 manzanas verdes orgánicas cortadas en ¼ (sin semillas)

1 taza de arándanos orgánicos bien lavados (pueden ser congelados)

2 rebanadas de sandía fresca orgánica sin semillas y sin piel

2 tallos de apio orgánico bien lavados

1 cucharada de proteína en polvo orgánica o (proteína de cáñamo orgánica) o proteína orgánica a base de platas.

Cubos de hielo al gusto

Método:

Mesclar muy bien a alta velocidad con la licuadora o con el NutriBullet todos los componentes de esta receta de batido súper saludable hasta obtener una mezcla de textura suave y homogénea. Servir y disfrutar de inmediato.

Súper Batido Quemador de Grasa Adelgazante de Espinaca y Kiwi

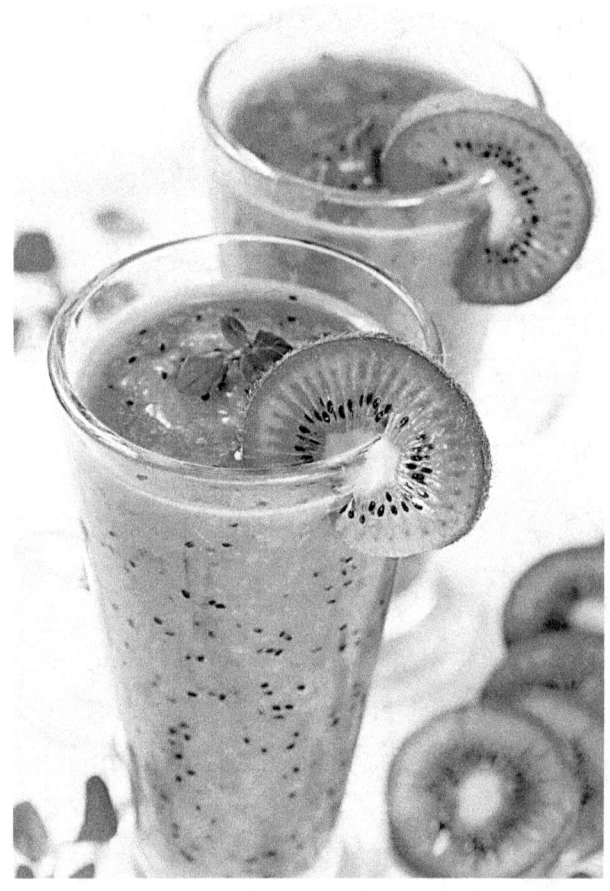

Este batido súper saludable es una excelente bebida con poderes diuréticos naturales que nos ayuda a eliminar grasa corporal y a bajar de peso de forma natural. Sus ingredientes naturales le dan a esta deliciosa bebida importante fibra dietética, clorofila, anti-oxidantes y abundante **vitamina C**. Un consumo adecuado de vitamina C es esencial para mejorar el metabolismo de las grasas en nuestro cuerpo.

Las personas con un consumo deficiente de vitamina C tienden a acumular grasa abdominal. Las hojas de espinaca verde tienen gran concentración de vitamina C y además posee propiedades anti-cáncer (gracias a los flavonoides que le dan su pigmentación verde y son poderosos anti-oxidantes. Los **flavonoides** son fitoquímicos que les proveen a los alimentos naturales como la espinaca sus propiedades medicinales naturales) anti-inflamatorias naturales que la hacen parte esencial de una dieta saludable y por supuesto un ingrediente infaltable en estas recetas de batidos. Los flavonoides se encuentran en las frutas y verduras frescas y en el té verde y son parte de los componentes esenciales de los mejores súper alimentos saludables.

El consumo adecuado de vitamina C es de suprema importancia para un metabolismo adecuado de las grasas. La vitamina C es esencial para el proceso de oxidación o del metabolismo y su deficiencia promueve la acumulación de grasa especialmente en la zona del abdomen. De acuerdo a un estudio realizado por el "American College of Nutrition" el consumo de vitamina C mejora la quema de grasa corporal hasta en un 30%. La vitamina C es una vitamina soluble en agua que se encuentra en las frutas y en los vegetales que son parte esencial de estos batidos verdes súper saludables que le ayudaran a bajar de peso mientras desintoxica su cuerpo. El kiwi contiene más vitamina C que la naranja con unos 137 miligramos de esta por porción.

Ingredientes:

2 kiwis orgánicos

1 taza de hojas de espinaca fresca orgánica

½ taza de lechuga romana orgánica

1 cucharada de miel de abejas orgánica

1 cucharada de proteína en polvo orgánica o (proteína de cáñamo orgánica) o proteína orgánica a base de platas.

Agua pura al gusto

Cubos de hielo al gusto

Método:

Mezclar muy bien todos los ingredientes previamente bien lavados en la licuadora o en el NutriBullet hasta obtener un batido suave de textura uniforme listo para beber. Sirva de inmediato y disfrútelo! Excelente batido para beber con frecuencia para eliminar grasa corporal y para desintoxicar el cuerpo. La proteína en esta receta también le provee a este batido súper saludable un efecto de saciedad. La proteína también nos ayuda a proteger la masa muscular del cuerpo aumentando el gasto energético de la misma mientras quemamos grasa corporal. Una dieta deficiente en proteína consume la masa muscular y el musculo es el tejido de mayor actividad metabólica en nuestro cuerpo así que debemos alimentarlo y ejercitarlo para quemar mas grasa.

Súper Batidos Saludable Quema-grasa de Nopal, Piña y Apio

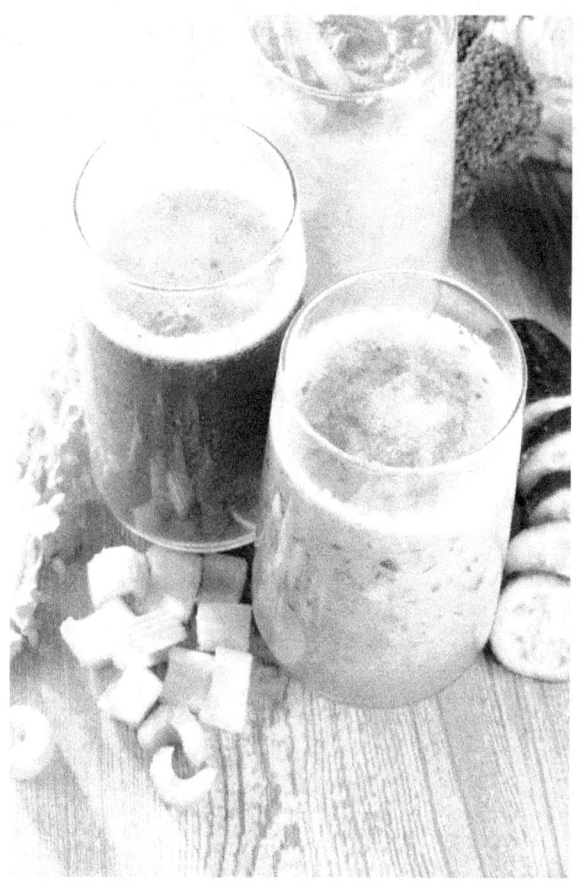

Este es un excelente batido súper saludable que se puede beber por las mañanas para quemar grasa corporal durante el día y contiene abundante vitamina C y vitamina B6, vitamina B2, ácido fólico, omega-3, anti-oxidantes, fibra digestiva dietética, clorofila y fitonutrientes. El nopal en esta receta nos ayuda a regular los niveles de glucosa en la sangre, a disminuir los triglicéridos y a bajar el colesterol de forma natural. Este batido súper saludable también previene el estreñimiento gracias a su gran cantidad de fibra.

Ingredientes:

1 nopal - (Cactus Opuntia) - (higuera de pala, chumbera de la planta o cactus del nopal) pequeño

2 toronjas orgánicas con cascara muy bien lavadas sin semillas – (la cáscara contiene mayor proporción de fibra y vitamina C que la fruta misma además de propiedades anti-cáncer)

3 tallos de apio orgánico

1 cucharada de miel de abejas orgánica

½ pepino orgánico bien lavado

½ taza de trozos de piña orgánica (sin corazón)

Agua pura al gusto

Cubos de hielo al gusto

Método:

Mezclar muy bien a alta velocidad utilizando una buena licuadora con buena potencia o un Nutribullet hasta obtener un batido de textura consistente y uniforme listo para beber. Disfrútelo!

Súper Batido Desintoxicante y Adelgazante de Espinaca, Pepino y Jengibre

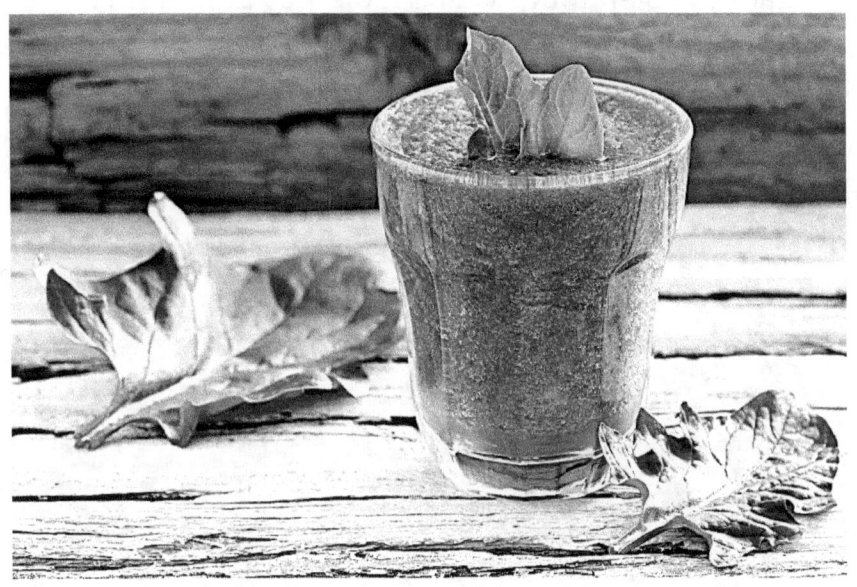

Ingredientes:

1 taza de hojas de espinaca bien lavadas

1 trozo de jengibre orgánico

½ taza de perejil orgánico bien lavado

1 limón orgánico bien lavado con cascara

1 pepino orgánico con cascara bien lavado

Agua pura al gusto

Cubos de hielo al gusto

Método:

Mezclar muy bien todos los ingredientes utilizando la licuadora a alta velocidad o el NutriBullet hasta obtener un batido de textura suave y de consistencia homogénea. Servir y disfrutar de inmediato, especialmente en las mañanas a primera hora y en ayunas para limpiar le cuerpo de toxinas y para bajar de peso.

Súper Batido Verde Saludable de Zanahoria, Pepino y Apio Para Desintoxicar y Adelgazar

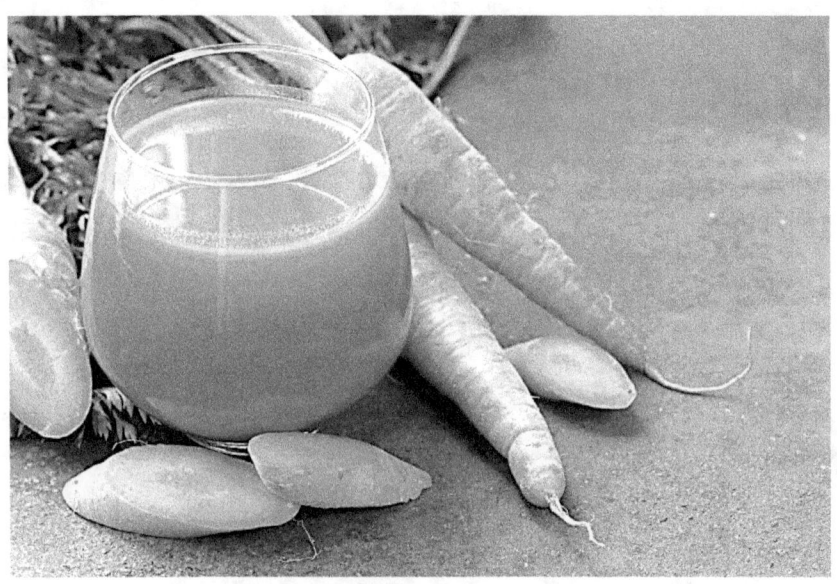

Ingredientes:

4 zanahorias orgánicas bien lavadas (incluidas las hojas)

½ taza de perejil orgánico bien lavado

1 limón orgánico bien lavado con cáscara

1 trozo de jengibre orgánico

1 pepino grande orgánico bien lavado

3 tallos de apio orgánico bien lavados

1 cucharada de proteína en polvo (proteína de cáñamo orgánica) o proteína orgánica a base de platas.

Agua pura al gusto

Cubos de hielo al gusto

Método:

Procesar y mezclar muy bien todos los ingredientes naturales de esta bebida verde súper saludable hasta obtener un batido de consistencia y textura suave uniforme. Servir y disfrutar de inmediato!

Súper Batido Adelgazante y Desintoxicante de Espinaca, Almendras y Banano

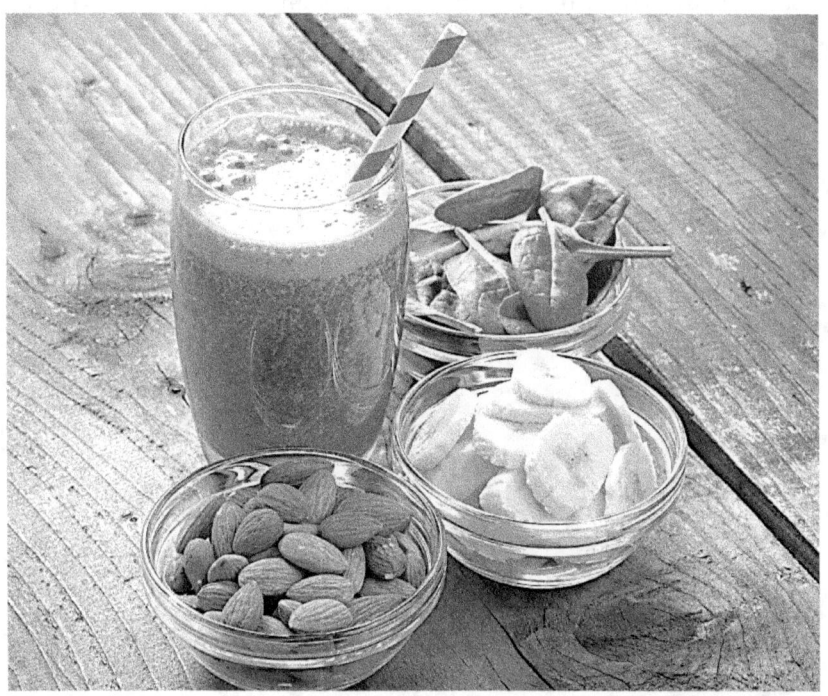

Ingredientes:

1 taza de hojas de espinaca orgánica bien lavadas

1 banano, plátano o guineo orgánico

½ taza de almendras orgánicas naturales sin sal

2 tallos de apio orgánico bien lavados

Agua pura al gusto

Hielo al gusto

Método:

Mezclar muy bien a alta velocidad utilizando una buena licuadora con buena potencia o un Nutribullet hasta obtener un batido de textura consistente y uniforme listo para beber. Disfrútelo!

¿Qué Quiere Decir Tener Una Alimentación Saludable?

Muchas veces escuchamos decir con frecuencia que debemos mantener una dieta sana y una alimentación saludable pero en realidad no nos llega toda la información sobre lo que realmente esto significa.

La presencia de múltiples enfermedades tales como la diabetes, el cáncer, enfermedades cardiacas, la obesidad hacen que entender este aspecto sea algo muy importante. Todos estos problemas son generados en gran parte por una alimentación equivocada y poco saludable.

Para los adultos una dieta saludable es fundamental para mantener un peso adecuado y una salud optima y en los niños una dieta saludable les permite crecer y desarrollarse adecuadamente.

Comer alimentos variados con cada comida, esta es la base para que todos los nutrientes que el cuerpo necesita ingresen a él. Alimentos como el arroz blanco o el trigo no contienen vitaminas A, C, ni B2, que si se encuentran en grandes cantidades en los vegetales verdes, vegetales amarillos, en los aguacates y en los cítricos. **Estas vitaminas mejoran la calidad de nuestra visión, ayudan a**

mejorar nuestro sistema inmunológico, ayudan a curar heridas y a la reparación celular en general.

Comer cereales integrales, legumbres (frijol, lentejas, alverjas) y nueces. La cantidad de fibra soluble que se encuentra en estos alimentos ayuda a **disminuir el colesterol** malo y reducen el riesgo de un ataque cardiaco o de un derrame cerebral. También proporcionan importante fibra insoluble que nos ayuda a tener una mejor digestión y reduce la posibilidad de desarrollar cáncer de colon. Elija alimentos como la quínoa, la avena, el arroz integral y el pan integral para una dieta saludable.

Limitar la cantidad de grasa, aceites y alimentos grasos. Es necesario disminuir y controlar la cantidad de estas comidas ya que son fuentes concentradas de energía y hacen muy difícil mantener un peso saludable. Estos son alimentos como la leche entera, el queso, la mantequilla, la crema de leche, la carne roja, los productos lácteos en general, la manteca de cerdo, la margarina dura, el aceite de palma y el aceite de coco y algunos otros alimentos como los pasteles y embutidos grasosos. Prefiera consumir grasa vegetal como el aceite de soya, el aceite de girasol o el aceite de oliva. Preferir la leche de almendras.

Consuma frutas y vegetales frescos en abundancia. Idealmente se deben consumir por lo menos **5 porciones diarias** de este tipo de alimentos saludables. Estos súper alimentos saludables contienen poderosos nutrientes, gran cantidad de vitaminas y minerales esenciales como lo hemos visto antes. Estas vitaminas y nutrientes no necesariamente están presentes en las mismas proporciones en otros alimentos. Adicionalmente las frutas y los vegetales frescos nos proporcionan antioxidantes y fibras insolubles que disminuyen el riesgo de aparición del cáncer.

Limitar o suprimir por completo el consumo de azúcares y no agregar azúcar a las comidas. Al hacer esto se reduce considerablemente el riesgo de sobrepeso. Si la cintura de una mujer mide más de 80 centímetros (31.5 pulgadas) entonces se considera que tiene sobrepeso y en el hombre si la cintura está por encima de una medida de 94 centímetros (37 pulgadas). Las gaseosas y en general la mayoría de las bebidas envasadas contienen demasiada azúcar y se debe evitar beberlas y reemplazarlas por el agua pura o agua con limón que ayuda a diluir la grasa y a limpiar nuestro sistema. Prefiera los **jugos y batidos naturales para bajar de peso y el té verde** y para mantener un peso ideal.

Se debe reducir la cantidad de sal en las comidas. Algunos alimentos contienen sal oculta como por ejemplo: las carnes procesadas, los quesos, las sopas de paquete, las comidas rápidas y los enlatados. Procure no añadir sal a los alimentos en la mesa. Es importante controlar la cantidad de sal para evitar problemas de hipertensión arterial, prefiera la sal marina en muy moderadas proporciones.

Alimentos que debemos evitar para mantener un cuerpo sano y desintoxicado incluyen:

Las carnes procesadas: estas carnes como el salami, el roast beef, el jamón, el pepperoni y los embutidos contienen ingredientes como hormonas de crecimiento, antibióticos y nitrato de sodio. Estos últimos se asocian con enfermedades graves como el cáncer. Seleccione únicamente carnes magras como el pavo que no hayan sido tratados con anti-bióticos ni preservativos (leer las etiquetas de los empaques).

Las margarinas: estas contienen grasas hidrogenadas y saturadas que son artificiales y se asocian con enfermedades del corazón, con el cáncer, con problemas de infertilidad y con desbalances hormonales.

El azúcar refinado y por supuesto los azúcares artificiales como el aspartame, este último un ingrediente artificial que se ha asociado con enfermedades como el cáncer. Este ingrediente macabro promovido por las grandes compañías de alimentos industrializados se encuentra en las bebidas gaseosas como sustituto del azúcar y en endulzantes artificiales como el NutraSweet.

Análisis independientes han demostrado los efectos nocivos tóxicos del apartarme para la salud humana. En realidad los endulzantes artificiales como el aspartame crean dependencia ya que estimulan los centros de placer en el cerebro mientras tienen un contenido calórico de cero haciendo que nuestro cuerpo quiera comer más y más lo que contribuye al consumo excesivo de "alimentos vacíos" como las comidas rápidas y las comidas altamente procesadas. Reemplace estos endulzantes con una opción natural como la stevia liquida o la miel de abejas orgánica.

Conclusión

He escrito este libro con la absoluta certeza que será un manual de nutrición saludable que podrá usar como referencia siempre que necesite desintoxicar su cuerpo y adelgazar rápidamente sin comprometer su buena salud amigo y amiga lector. He experimentado con todas estas recetas y los resultados han sido maravillosos para mí como para quienes han compartido su experiencia conmigo y es para mí un placer haberlas podido compartir con usted amigo lector.

Espero que todas estas combinaciones de ingredientes naturales saludables hayan sido de su agrado y le estén dando los mejores resultados para bajar de peso y para desintoxicar su cuerpo. Está en nuestras manos cuidar de nuestra salud que es un verdadero tesoro y me siento feliz de haber podido brindarle estas recetas para mejorar su salud y para mejorar su figura. No me queda más que darle las gracias por leer este libro y felicitarle por su interés en cuidar su salud.

>>> También quisiera pedirle su apoyo para que escriba una opinión positiva sobre este libro si le ha gustado su

contenido y si siente que le ha aportado algo a su bienestar.

Su opinión también ayudará a que otros se beneficien de esta información. Esto tan solo le tomará un minuto de su tiempo y significa mucho para mí como autor. <<<

Nuevamente GRACIAS! Por su salud!

PUEDE ESCRIBIR SU VALIOSA OPINION VISITANDO ESTA PÁGINA:

http://tinyurl.com/opinion-libro-batidos-verdes

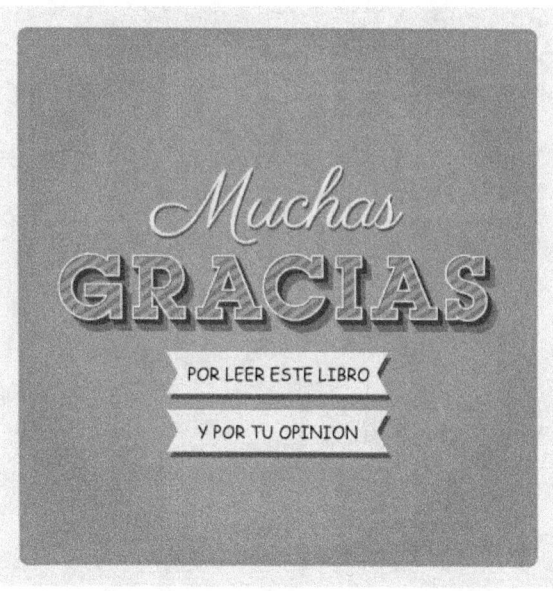

Gracias por leer este libro amigo y amiga lector, como
muestra de mi aprecio

<u>OBTENGA AHORA COMPLETAMENTE GRATIS</u> este
<u>REPORTE ESPECIAL</u> de Los Mejores Alimentos Para Bajar
de Peso Visitando esta página:

http://tinyurl.com/mi-reporte-especial

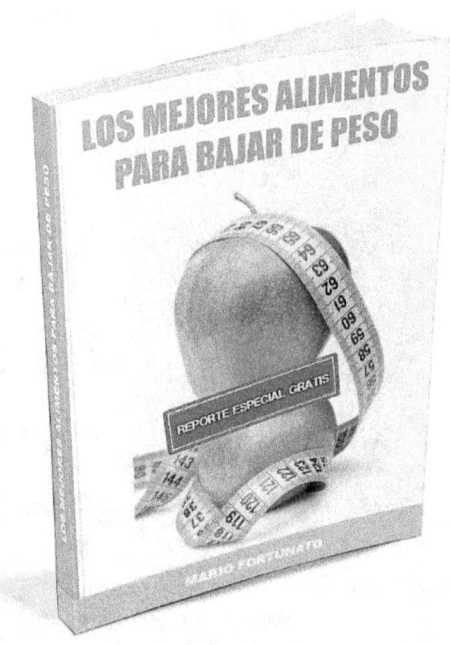

Otros Libros Que Pueden Interesarle

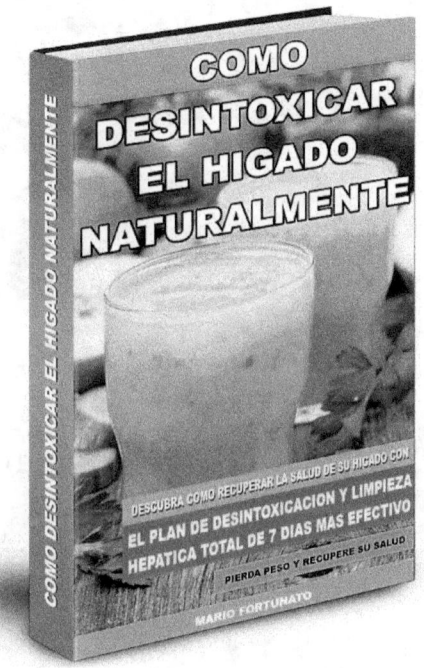

http://tinyurl.com/desintoxicar-higado-libro

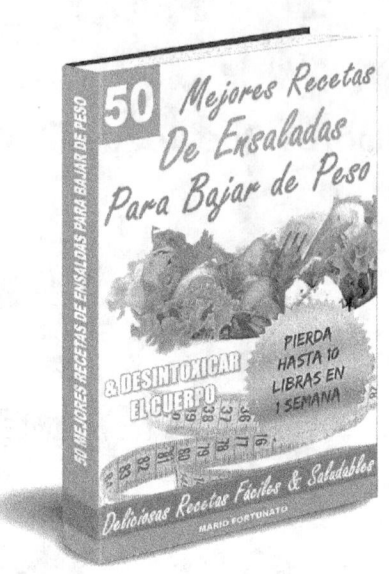

http://tinyurl.com/recetas-ensaldas-libro

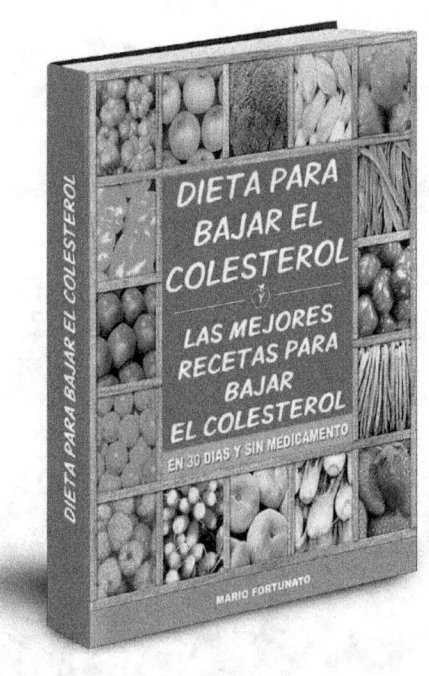

http://tinyurl.com/dieta-colesterol-libro

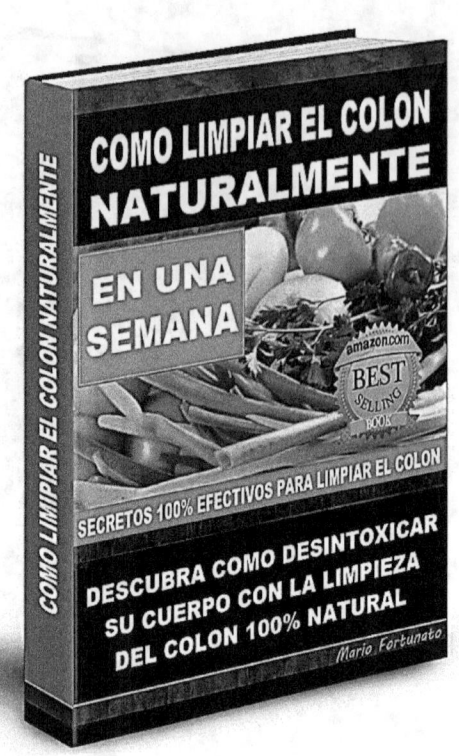

http://tinyurl.com/limpiar-colon-libro

GARANTIA DE RESPONSABILIDAD